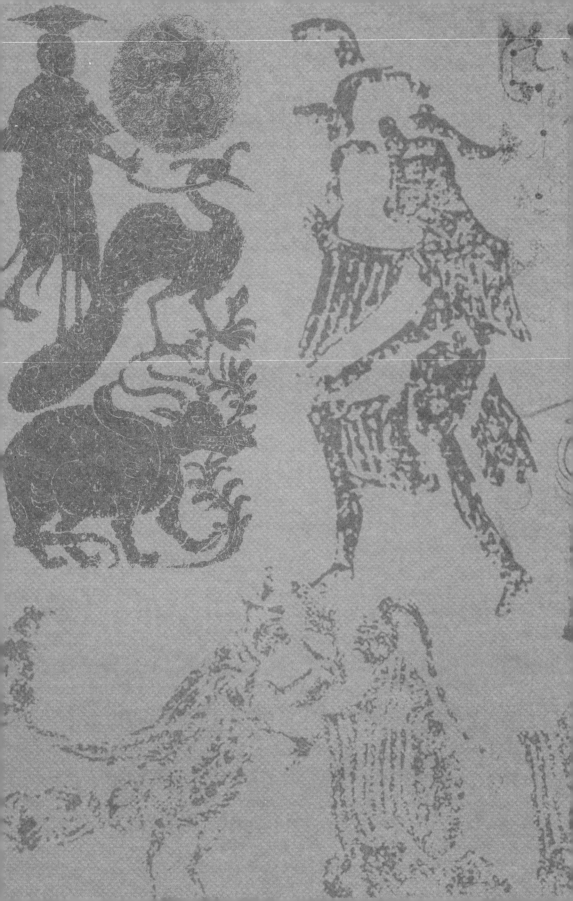

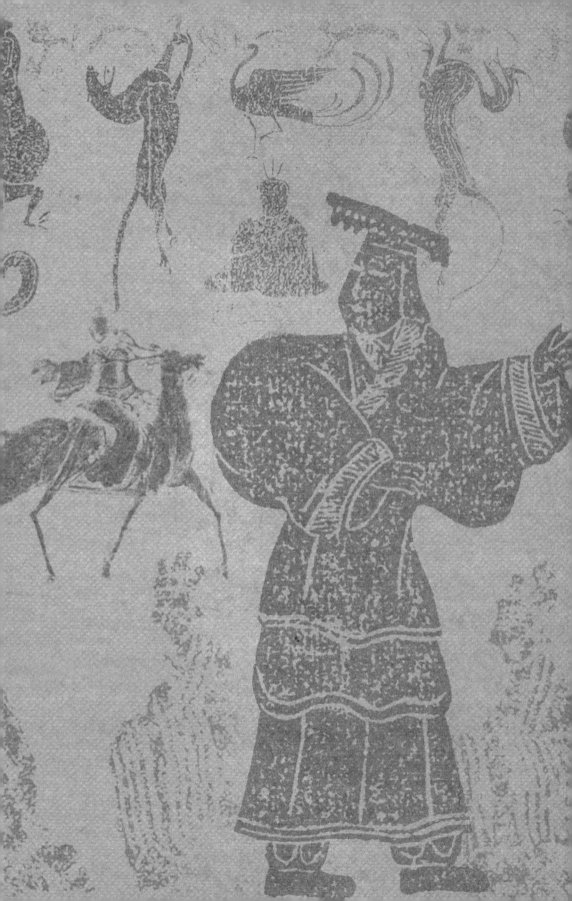

中国古医籍整理丛书

医林口谱六治秘书

清·周笙 撰

周 坚 林士毅 刘时觉 校注

中国中医药出版社

·北 京·

图书在版编目（CIP）数据

医林口谱六治秘书/（清）周笙撰；周坚，林士毅，刘时觉校注 . —北京：中国中医药出版社，2015. 12

（中国古医籍整理丛书）

ISBN 978 - 7 - 5132 - 2892 - 3

Ⅰ . ①医… Ⅱ . ①周… ②周… ③林… ④刘… Ⅲ . ①中医学 – 临床医学 – 经验 – 中国 – 清代 Ⅳ . ①R249. 49

中国版本图书馆 CIP 数据核字（2015）第 265824 号

中 国 中 医 药 出 版 社 出 版
北京市朝阳区北三环东路 28 号易亨大厦 16 层
邮政编码 100013
传真 010 64405750
三河市鑫马印装有限公司印刷
各地新华书店经销

*

开本 710 × 1000 1/16 印张 22 字数 134 千字
2015 年 12 月第 1 版 2015 年 12 月第 1 次印刷
书 号 ISBN 978 - 7 - 5132 - 2892 - 3

*

定价 59. 00 元
网址 www. cptcm. com

项目专家组

顾　问　马继兴　张灿玾　李经纬

组　长　余瀛鳌

成　员　李致忠　钱超尘　段逸山　严世芸　鲁兆麟
　　　　郑金生　林端宜　欧阳兵　高文柱　柳长华
　　　　王振国　王旭东　崔　蒙　严季澜　黄龙祥
　　　　陈勇毅　张志清

项目办公室（组织工作委员会办公室）

主　任　王振国　王思成

副主任　王振宇　刘群峰　陈榕虎　杨振宁　朱毓梅
　　　　刘更生　华中健

成　员　陈丽娜　邱　岳　王　庆　王　鹏　王春燕
　　　　郭瑞华　宋咏梅　周　扬　范　磊　张永泰
　　　　罗海鹰　王　爽　王　捷　贺晓路　熊智波

秘　书　张丰聪

前　言

　　中医药古籍是传承中华优秀文化的重要载体，也是中医学传承数千年的知识宝库，凝聚着中华民族特有的精神价值、思维方法、生命理论和医疗经验，不仅对于传承中医学术具有重要的历史价值，更是现代中医药科技创新和学术进步的源头和根基。保护和利用好中医药古籍，是弘扬中国优秀传统文化、传承中医学术的必由之路，事关中医药事业发展全局。

　　1949 年以来，在政府的大力支持和推动下，开展了系统的中医药古籍整理研究。1958 年，国务院科学规划委员会古籍整理出版规划小组在北京成立，负责指导全国的古籍整理出版工作。1982 年，国务院古籍整理出版规划小组召开全国古籍整理出版规划会议，制定了《古籍整理出版规划（1982—1990）》，卫生部先后下达了两批 200 余种中医古籍整理任务，掀起了中医古籍整理研究的新高潮，对中医文化与学术的弘扬、传承和发展，发挥了极其重要的作用，产生了不可估量的深远影响。

　　2007 年《国务院办公厅关于进一步加强古籍保护工作的意见》明确提出进一步加强古籍整理、出版和研究利用，以及

"保护为主、抢救第一、合理利用、加强管理"的方针。2009年《国务院关于扶持和促进中医药事业发展的若干意见》指出，要"开展中医药古籍普查登记，建立综合信息数据库和珍贵古籍名录，加强整理、出版、研究和利用"。《中医药创新发展规划纲要（2006—2020）》强调继承与创新并重，推动中医药传承与创新发展。

2003～2010年，国家财政多次立项支持中国中医科学院开展针对性中医药古籍抢救保护工作，在中国中医科学院图书馆设立全国唯一的行业古籍保护中心，影印抢救濒危珍本、孤本中医古籍1640余种；整理发布《中国中医古籍总目》；遴选351种孤本收入《中医古籍孤本大全》影印出版；开展了海外中医古籍目录调研和孤本回归工作，收集了11个国家和2个地区137个图书馆的240余种书目，基本摸清流失海外的中医古籍现状，确定国内失传的中医药古籍共有220种，复制出版海外所藏中医药古籍133种。2010年，国家财政部、国家中医药管理局设立"中医药古籍保护与利用能力建设项目"，资助整理400余种中医药古籍，并着眼于加强中医药古籍保护和研究机构建设，培养中医古籍整理研究的后备人才，全面提高中医药古籍保护与利用能力。

在此，国家中医药管理局成立了中医药古籍保护和利用专家组和项目办公室，专家组负责项目指导、咨询、质量把关，项目办公室负责实施过程的统筹协调。专家组成员对古籍整理研究具有丰富的经验，有的专家从事古籍整理研究长达70余年，深知中医药古籍整理研究的重要性、艰巨性与复杂性，履行职责认真务实。专家组从书目确定、版本选择、点校、注释等各方面，为项目实施提供了强有力的专业指导。老一辈专家的学术水平和智慧，是项目成功的重要保证。项目承担单位山东中医药大学、南京中医药大学、上海中医药大学、福建中医药大学、浙江省中医药研究院、陕西省中医药研究院、河南省中医药研究院、辽宁中医药大学、成都中医药大学及所在省市中医药管理部门精心组织，充分发挥区域间互补协作的优势，并得到承担项目出版工作的中国中医药出版社大力配合，全面推进中医药古籍保护与利用网络体系的构建和人才队伍建设，使一批有志于中医学术传承与古籍整理工作的人才凝聚在一起，研究队伍日益壮大，研究水平不断提高。

本着"抢救、保护、发掘、利用"的理念，该项目重点选择近60年未曾出版的重要古医籍，综合考虑所选古籍的保护价值、学术价值和实用价值。400余种中医药古籍涵盖了医经、基础理论、诊法、伤寒金匮、温病、本草、方书、内科、外科、女科、儿科、伤科、眼科、咽喉口齿、针灸推拿、养生、医案医话医论、医史、临证综合等门类，跨越唐、宋、金元、明以迄清末。全部古籍均按照项目办公室组织完成的行业标准《中医古籍整理规范》及《中医药古籍整理细则》进行整理校注，绝大多数中医药古籍是第一次校注出版，一批孤本、稿本、抄本更是首次整理面世。对一些重要学术问题的研究成果，则集中收录于各书的"校注说明"或"校注后记"中。

"既出书又出人"是本项目追求的目标。近年来，中医药古籍整理工作形势严峻，老一辈逐渐退出，新一代普遍存在整理研究古籍的经验不足、专业思想不坚定等问题，使中医古籍整理面临人才流失严重、青黄不接的局面。通过本项目实施，搭建平台，完善机制，培养队伍，提升能力，经过近5年的建设，锻炼了一批优秀人才，老中青三代齐聚一堂，有效地稳定了研究队伍，为中医药古籍整理工作的开展和中医文化与学术的传承提供必备的知识和人才储备。

本项目的实施与《中国古医籍整理丛书》的出版，对于加强中医药古籍文献研究队伍建设、建立古籍研究平台，提高古籍整理水平均具有积极的推动作用，对弘扬我国优秀传统文化，推进中医药继承创新，进一步发挥中医药服务民众的养生保健与防病治病作用将产生深远影响。

第九届、第十届全国人大常委会副委员长许嘉璐先生，国家卫生计生委副主任、国家中医药管理局局长、中华中医药学会会长王国强先生，我国著名医史文献专家、中国中医科学院马继兴先生在百忙之中为丛书作序，我们深表敬意和感谢。

由于参与校注整理工作的人员较多，水平不一，诸多方面尚未臻完善，希望专家、读者不吝赐教。

国家中医药管理局中医药古籍保护与利用能力建设项目办公室
二〇一四年十二月

许 序

　　"中医"之名立，迄今不逾百年，所以冠以"中"字者，以别于"洋"与"西"也。慎思之，明辨之，斯名之出，无奈耳，或亦时人不甘泯没而特标其犹在之举也。

　　前此，祖传医术（今世方称为"学"）绵延数千载，救民无数；华夏屡遭时疫，皆仰之以度困厄。中华民族之未如印第安遭染殖民者所携疾病而族灭者，中医之功也。

　　医兴则国兴，国强则医强。百年运衰，岂但国土肢解，五千年文明亦不得全，非遭泯灭，即蒙冤扭曲。西方医学以其捷便速效，始则为传教之利器，继则以"科学"之冕畅行于中华。中医虽为内外所夹击，斥之为蒙昧，为伪医，然四亿同胞衣食不保，得获西医之益者甚寡，中医犹为人民之所赖。虽然，中国医学日益陵替，乃不可免，势使之然也。呜呼！覆巢之下安有完卵？

　　嗣后，国家新生，中医旋即得以重振，与西医并举，探寻结合之路。今也，中华诸多文化，自民俗、礼仪、工艺、戏曲、历史、文学，以至伦理、信仰，皆渐复起，中国医学之兴乃属必然。

迄今中医犹为国家医疗系统之辅,城市尤甚。何哉?盖一则西医赖声、光、电技术而于20世纪发展极速,中医则难见其进。二则国人惊羡西医之"立竿见影",遂以为其事事胜于中医。然西医已自觉将入绝境:其若干医法正负效应相若,甚或负远逾于正;研究医理者,渐知人乃一整体,心、身非如中世纪所认定为二对立物,且人体亦非宇宙之中心,仅为其一小单位,与宇宙万象万物息息相关。认识至此,其已向中国医学之理念"靠拢"矣,虽彼未必知中国医学何如也。唯其不知中国医理何如,纯由其实践而有所悟,益以证中国之认识人体不为伪,亦不为玄虚。然国人知此趋向者,几人?

国医欲再现宋明清高峰,成国中主流医学,则一须继承,一须创新。继承则必深研原典,激清汰浊,复吸纳西医及我藏、蒙、维、回、苗、彝诸民族医术之精华;创新之道,在于今之科技,既用其器,亦参照其道,反思己之医理,审问之,笃行之,深化之,普及之,于普及中认知人体及环境古今之异,以建成当代国医理论。欲达于斯境,或需百年欤?予恐西医既已醒悟,若加力吸收中医精粹,促中医西医深度结合,形成21世纪之新医学,届时"制高点"将在何方?国人于此转折之机,能不忧虑而奋力乎?

予所谓深研之原典,非指一二习见之书、千古权威之作;就医界整体言之,所传所承自应为医籍之全部。盖后世名医所著,乃其秉诸前人所述,总结终生行医用药经验所得,自当已成今世、后世之要籍。

盛世修典,信然。盖典籍得修,方可言传言承。虽前此50余载已启医籍整理、出版之役,惜旋即中辍。阅20载再兴整理、出版之潮,世所罕见之要籍千余部陆续问世,洋洋大观。

今复有"中医药古籍保护与利用能力建设"之工程，集九省市专家，历经五载，董理出版自唐迄清医籍，都400余种，凡中医之基础医理、伤寒、温病及各科诊治、医案医话、推拿本草，俱涵盖之。

噫！璐既知此，能不胜其悦乎？汇集刻印医籍，自古有之，然孰与今世之盛且精也！自今而后，中国医家及患者，得览斯典，当于前人益敬而畏之矣。中华民族之屡经灾难而益蕃，乃至未来之永续，端赖之也，自今以往岂可不后出转精乎？典籍既蜂出矣，余则有望于来者。

谨序。

第九届、十届全国人大常委会副委员长

许嘉璐

二〇一四年冬

王 序

中医学是中华民族在长期生产生活实践中，在与疾病作斗争中逐步形成并不断丰富发展的医学科学，是中国古代科学的瑰宝，为中华民族的繁衍昌盛作出了巨大贡献，对世界文明进步产生了积极影响。时至今日，中医学作为我国医学的特色和重要医药卫生资源，与西医学相互补充、相互促进、协调发展，共同担负着维护和促进人民健康的任务，已成为我国医药卫生事业的重要特征和显著优势。

中医药古籍在存世的中华古籍中占有相当重要的比重，不仅是中医学术传承数千年最为重要的知识载体，也是中医为中华民族繁衍昌盛发挥重要作用的历史见证。中医药典籍不仅承载着中医的学术经验，而且蕴含着中华民族优秀的思想文化，凝聚着中华民族的聪明智慧，是祖先留给我们的宝贵物质财富和精神财富。加强对中医药古籍的保护与利用，既是中医学发展的需要，也是传承中华文化的迫切要求，更是历史赋予我们的责任。

2010 年，国家中医药管理局启动了中医药古籍保护与利用能力建设项目。这既是传承中医药的重要工程，也是弘扬优秀民族文化的重要举措，不仅能够全面推进中医药的有效继承和创新发展，为维护人民健康做出贡献，也能够彰显中华民族的璀璨文化，为实现中华民族伟大复兴的中国梦作出贡献。

相信这项工作一定能造福当今，嘉惠后世，福泽绵长。

国家卫生与计划生育委员会副主任

国家中医药管理局局长

中华中医药学会会长

王国强

二〇一四年十二月

马 序

新中国成立以来，党和国家高度重视中医药事业发展，重视古籍的保护、整理和研究工作。自 1958 年始，国务院先后成立了三届古籍整理出版规划小组，分别由齐燕铭、李一氓、匡亚明担任组长，主持制订了《整理和出版古籍十年规划（1962—1972）》《古籍整理出版规划（1982—1990）》《中国古籍整理出版十年规划和"八五"计划（1991—2000）》等，而第三次规划中医药古籍整理即纳入其中。1982 年 9 月，卫生部下发《1982—1990 年中医古籍整理出版规划》，1983 年 1 月，中医古籍整理出版办公室正式成立，保证了中医古籍整理出版规划的实施。2002 年 2 月，《国家古籍整理出版"十五"（2001—2005）重点规划》经新闻出版署和全国古籍整理出版规划领导小组批准，颁布实施。其后，又陆续制定了国家古籍整理出版"十一五"和"十二五"重点规划。国家财政多次立项支持中国中医科学院开展针对性中医药古籍抢救保护工作，文化部在中国中医科学院图书馆专门设立全国唯一的行业古籍保护中心，国家先后投入中医药古籍保护专项经费超过 3000 万元，影印抢救濒危珍、善、孤本中医古籍 1640 余种，开展了海外中医古籍目录调研和孤本回归工作。2010 年，国家财政部、国家中医药管理局安排国家公共卫生专项资金，设立了"中医药古籍保护与利用能力建设项目"，这是继 1982 ~ 1986 年第一批、第二批重要中医药古籍整理之后的又一次大规模古籍整理工程，重点整理新中国成立后未曾出版的重要古籍，目标是形成并普及规范的通行本、传世本。

为保证项目的顺利实施，项目组特别成立了专家组，承担咨询和技术指导，以及古籍出版之前的审定工作。专家组中的许多成员虽逾古稀之年，但老骥伏枥，孜孜不倦，不仅对项目进行宏观指导和质量把关，更重要的是通过古籍整理，以老带新，言传身教，培养一批中医药古籍整理研究的后备人才，促进了中医药古籍保护和研究机构建设，全面提升了我国中医药古籍保护与利用能力。

作为项目组顾问之一，我深感中医药古籍保护、抢救与整理工作的重要性和紧迫性，也深知传承中医药古籍整理经验任重而道远。令人欣慰的是，在项目实施过程中，我看到了老中青三代的紧密衔接，看到了大家的坚持和努力，看到了年轻一代的成长。相信中医药古籍整理工作的将来会越来越好，中医药学的发展会越来越好。

欣喜之余，以是为序。

中国中医科学院研究员

马继兴

二〇一四年十二月

校注说明

　　《医林口谱六治秘书》系清代名医周笙在陆圻《医林口谱》的基础上编撰而成，成书于康熙三十七年（1698）。周笙，生卒年不详，字古声，号指航，嘉兴王店镇人，爱以墨写罂粟而不轻与人，精医。据嘉庆《梅里志·艺术》记载，除本书外，其另著有《灵素实要》一书。陆圻（1614—?），字丽京，一字景宣，号讲山，浙江钱塘（今杭州）人。少明敏善思，早负诗名，与陈子龙等结登楼社，世号"西泠十子"。其性至孝，尝割股疗母病，久而知医，著有《医林口谱》《医林新论》等书。

　　陆圻所著的《医林口谱》，成书年代和原书的面貌及内容，现已无从稽考。然而周笙对此书评价颇高，认为该书："阐前贤之心法，示后学以一隅，学医者必读之书。"但亦认为是书尚有美中不足之处，正如他在本书自序中云："第立论精要而六治未晰，恐初学临症之时，未免疑信相参。"又云："但惜其大略而章法未能次序，虽明者一目了然，恐昧者愈增其昧，不免有成方鲜效之诮。"于是他在该书基础上，参考《内经》、仲景学说，广征博采后世王肯堂、薛立斋、喻嘉言等诸家著述，结合师传己见，著成《医林口谱六治秘书》，使陆氏原书焕然出新。

　　全书凡四卷，内容以内科杂病为主，兼及外、妇、儿诸科。作者对每种疾病的证、因、脉、治按表、里、寒、热、虚、实加以归类和分析，起到纲举目张、执简驭繁之妙。又于每一病证文后，继附历代名方和秘方，并加以评按。文中还穿插着典型验案，以供后学借鉴参考。此外，对于民间的便方草药，亦予以收集罗列，从而充实和丰富了治病的方法。全书门类清晰，次序井然，理、法、方、药层次分明，具有较高的学术价值和实用意义。

本次整理《医林口谱六治秘书》，以浙江省中医药研究院所藏清抄本（系目前国内唯一版本，所抄时间及抄写者不详）为底本，参考《黄帝内经》《伤寒论》《证治准绳》《医门法律》《医学正传》等有关书籍对全书进行校勘，力求保持本书原貌。

本书校注的原则和方法具体如下：

1. 原书为繁体竖排，统一改为简体横排，加以现代标点。

2. 原书每卷首有"梅里周指航纂集"字样，今一律删去。

3. 原书因竖排，眉批置于天头，今改为横排，插入相应的正文所批内容后，前加"〔批〕"，并以另体小字编排。

4. 原书底本无误，校本有误者，不出校记；底本与校本互异，义均可通，以底本义胜者，不出校记；底本与校本互异，义均可通，以校本义胜者，不改原文，出校记说明；底本与校本互异，义均可通，难以遽定优劣者，出异文校记，供读者参考；底本确为讹错，则改正底本并出校记说明。

5. 原书中异体字、古字、俗写字统一以规范字律齐，不出校记。对通假字、避讳字不作改动，而出注文。

6. 原书中如"己""已""巳"不分，"曰""日"不分，或系一般笔画之误者，据文义径改，不出注文。

7. 原书中不规范的药名予以径改，不出校记。

8. 原书中某些方剂的药物名用隐语替代，或由原药名减笔而来，或以原药名谐音替代，如黄连写作"由车"，吴萸写作"五月"，雄黄写作"厷王"等，原文不予改动，出存疑校记，具体推断方法详见校注后记。

9. 原书中某些方剂的药物剂量用隐语替代，表示数量的"苏、畦、紫、气、满、藿、圃、香、风、来"，分别对应"一、二、三、四、五或半、六、七、八、九、十"，表示重量的"轻、重或山、细"，分别对应"钱、两、分"，原文不予改动，为方便阅读，以方括号作释读标记注于相应剂量隐语之后，具体推断方法详见校注后记。

10. 底本、校本皆有脱文，或模糊不清难以辨认者，则以虚阙号"□"按脱字数一一补入，如无法统计字数的，则用不定虚阙号"▨"补入，不出校记。

11. 原书引用他人论述，每有裁剪省略或添加己见，为保持原貌，一般不予改动，不出校记。若与原意有悖，或与事实不符者，出校记说明。

12. 对难字、僻字皆加以注释并注音。

13. 原书目录附于每卷之前，本次整理予以合并附于正文前。

14. 原书在每病之后均附以各病主方和诸效验方，具有临床参考价值。此次整理，在书末编有方剂索引，以便读者查询。

序

武林①陆丽京，海内名士也，纂集《医林口谱》，名医秘之。重校之者，梅花溪指航叟也。指航周姓讳笙，字古声，为余表兄，自幼业医，泼墨罂粟，有硖川青羊公墨葡萄之遗意，余素爱之重之，因久居朝宁②，契阔③已多。戊寅春，得父手书，知指航有《口谱六治》付梓，而嘱余言以书其端。予愧弗文且非知医者，然尝闻诸古书曰：学书者纸费，学织者锦费，学医者人费。呜呼！人其可以或费哉？医之不可以弗精也，审矣！轩岐，古之极者也，《素》《难》之书，实万世医学之渊源，然其宗之者寡。惟东汉长沙公，奋起会轩岐之蕴奥，其所注述《伤寒论》，有三百九十七法，一百一十二方，细畅六经之变，发《灵》《素》之未发，可为有方之《素问》也，所裨实多，譬诸紫阳④传注之有补于六经也。《口谱》一书，该括众妙，指航阐发其精微，分为六治，医之为用备是也。窃谓医道传

---

① 武林：杭州的别称。
② 朝宁：犹朝廷。
③ 契阔：久别。
④ 紫阳：南宋理学家朱熹的别称。

之既久，浸失其初。鲁鱼亥豕①，舛谬日深；郢书燕说②，附会日凿。呜呼！阴阳错辩，寒热之义惑矣；品味失调，补泻之用乖③矣；次第稍紊，表里之机失矣。医之不可不审也，如是夫！今观《口谱六治》，阴阳分而寒热正也，品味校而补泻辩④也，次第序而表里明也，炮炼得而调制审也，因门别类，随症列方，丽京之意，赖以不坠，而业医者得此，如得指南矣。不惟业医者乐此，其所考据，虽穷乡下邑不克延医者，苟得此以存之，则将因门求症，因症检方，不亦大有济乎？呜呼！扶羸扶危，回生续夭，此利济之道，庶几乎仁人之术哉？斯其免于费人之诮也已。

　　时康熙岁次戊寅赐进士第翰林院编修眉山愚表弟陈恂顿首拜撰

---

　　① 鲁鱼亥豕：把"鲁"字错成"鱼"字，把"亥"字错成"豕"字。指书籍在传写或刻印过程中的文字错误。
　　② 郢书燕说：郢人误写书信，送到燕国国相那里却得到了启发，有了新的解释。比喻牵强附会，曲解原意。
　　③ 乖：不顺，不和谐。
　　④ 辩：通"辨"。《国语·齐语》："辩其功苦。"

自　序

　　盖闻天地之道，六六为节，天一生水，地六成之也。三阴三阳，以生风、寒、湿、热、暑、燥之六气，人在六气交感之中，因其体气虚损，受之而为疾病焉。武林陆丽京先生，悯人疾苦，乃成斯论，阐前贤之心法，示后学以一隅，学医者必读之书也。第^①立论精妙而六治未晰，恐初学临症之时，未免疑信相参。盖六治者何？表、里、虚、实、寒、热是也。予自幼业医，究心此理久矣，读是书艺不觉心折，但惜其大略而章法未能次序，虽明者一目了然，恐昧者愈增其昧，不免有成方鲜效之诮。遂于先哲著述中辨论六法，无不采择，又于先大父^②与先子手录方法，及外王父^③明斋沈公嘉善沈用善之堂兄也所著，龙藏^④抽奇，传授《识病捷法》《准绳》《国医宗旨》《仁寿堂伤寒》等集，搜其秘奥而次序之，庶几此篇可以出而济世矣。又闻前辈有言，生人者医，而杀人者未必非医。则医者原非无书，正虑有书而未足尽信耳。因潜心讲习，深叩精微，然后敢行医于一乡。数年后，忽遇一丐者，乃明季

---

　①　第：但。
　②　大父：祖父。
　③　外王父：外祖父。
　④　龙藏：亦作"龙藏"。《易·乾》："潜龙勿用，阳气潜藏。"后以"龙藏"指潜藏勿用。

名医之孙；又遇一丐妇，亦是卖丸散家之媳，因而惊心省察。窃念学医济世，原图昌后，今乃若是，岂其欲生人而反有杀人之业耶？或者此辈专意逢迎而怠于学问，贸贸①焉从事，致误蹈杀人之罪耳。以故复择明师，请益如吴江赵稽生、嘉兴陈日章、兰溪祝子坚、无锡薛既扬四先生，颇得其禁方修合之要，历今数十年，续成《六治》一编。细细参补如喻嘉言、柯韵伯名医方论，补入薛和钦《伤寒论》、王肯堂《胤产全书》，合予所注《宁坤秘志续集》《五气类伤寒》，以正谚所云四时传变内按《月令》注，述脉汇要言，以别高阳生之伪诀内集《素问》句，俾诊视者易于饮领。既集正伤寒并五气，共成六时令之六则，治其杂症，岂得无六治之辨乎？近喜吾四儿敏忠、五儿敏行暨②婿陈，编简书草窗襄事③，收列诸症门类，细分表、里、虚、实、寒、热六字，皆出前贤之集，汇成一帙。其间不无臆断，总不外先哲之范围，可使初学览之，而知表里之升降、虚实之补泻、寒热之温凉，临症了然，心手相应。庶无生人之书而反作夭人之具之虑。则予言虽浅，近于济世之道，宁无小补哉？至如禁方数道，则尊业师遗训，恐传匪类，隐而未露，在君子会心而已。嘻！医学精微，原非易究，纷纷学者，欲求入手，有同望洋④。用敢以刍荛

① 贸贸：轻率冒失，考虑不周。
② 暨：及。
③ 襄事：帮助办事。
④ 望洋：又作"望羊"，仰视貌。

一得①，谨分六治，质之同志，譬诸泛海之舟，授以指南，自不至迷其所向矣。

时康熙岁次戊寅暮春三月嘉兴王店镇后学周笙古声甫自序于指航轩

---

① 刍荛（chúráo 除饶）一得：指浅陋的见解。刍荛，指割草打柴的人。

目　录

卷　一

气门<small>附短气、少气、噫气①</small>

　　首章以气论为先。曰章陈业师云：天下之病，气郁为多，如富贵贫贱，其气郁二字所不免也。云至五十龄始悟此理。先严与之交，自避兵梅里之时也。虽风雨晦明，黄昏达旦，讲集医中之奥，经年累月，未尝有间。又云：气也者，天与人一气流通，循环不息者也。若有所滞，气不通于十二经，内外表里靡不滞焉，于是六淫之邪外侵，而发热胀满之疾作矣。《内经》所谓气郁发热者是也，故有诸气膹菀②，皆属于肺之语。盖肺为长脏，外合皮毛，能行诸脏之气。又云：勇者气行之已，痝③者则着而病也。故名积气相类伤寒，比之正伤寒而无头疼、恶寒、骨痛、脉浮之见症，不与正伤寒治法同，故特立三苏汤、藿香正气、天香正气并理金散调和诸气，气调则热自愈也。

　　三苏杏子陈皮汤　以苏叶能通十二经表气，苏梗通十二经里气，苏子通肺中之滞气，佐陈皮而开胃去痰，用杏

---

　　① 气门……噫气：原无，据原书目录补。
　　② 菀：通"郁"，郁结，积滞。《素问·疏五过论》："当合男女，离绝菀结，忧恐喜怒，五脏空虚，血气离守。"
　　③ 痝：同"怯"，病弱。

仁降诸膈①气。刺痛者加枳壳，二三服即止，恐损胸中至高之气。壮者可多服，以其禀受厚故也，再加乌药佐之。

藿香正气散 用土藿香胜于广者入药，有开胃发散。半夏曲性纯去痰而不燥，陈皮暖胃，广皮开气，而兼三苏、香附，允为疏通调达之首剂也。

正气天香散

乌药二两　香附八两　陈皮　苏叶　干姜各一两

共为末，每服一钱，盐汤调下。因女人下手脉沉，性热滞而多气用之也。以上表里并兼

气论

黄帝曰：余知百病皆生于气也。怒则气上，喜则气缓，悲则气消，恐则气下，寒则气收，炅②则气泄，惊则气乱，劳则气耗，思则气结。气本一也，因此触而九焉。天民曰：人之正气，与血为配，血行脉中，气行脉外，一呼行三寸，一吸行三寸，血气并行，周流乎一身之中，灌溉乎百骸之内，循环无端，运行不悖，而为生生不息之妙用也。经云：一息不运则机缄③穷，一毫不续则穹壤④判。故内无七情之伤，外无六淫之感，何气之病哉？大抵男子属阳，得气易散；女人属阴，遇气多郁。是以男子气病少

① 膈：原作"月"，据文义改。
② 炅（jiǒng 炯）：热。
③ 机缄：机关开闭。谓推动事物发生变化的力量。
④ 穹壤：指天地。

而女子气病多也。治女子益其血而耗其气，男子调其气而养其血，此乃治气之道也。丹溪曰：气有余便是火。今冷气、滞气、逆气、上气，皆因肺受火邪，有升无降，熏蒸清道，乃《局方》例用辛热之品，以火济火，咎将谁归？医经云：胸中热壅，喘息粗大，凉膈散主之。以其肺受火邪，不得外越，火不平金，何由生水而制火，岂可以辛热之剂哉？以上实热并兼

立斋云：气无补泄，世俗之论也。以其痞满壅塞而难于补，不思正气虚者不能运行，邪滞着而不出，所以为病。经言：勇者气行则愈，怯者则着为病。若气不补，气何行也？补中益气汤加减治之。以上虚症

养正丹 重药也，治上盛下虚，元气阳亏损。《十剂》云：重可镇怯，怯则气浮。凡涎潮于上，不省人事，妇人血海久冷，皆致龙雷之火不伏之故。必以温热之药据其窟宅而招之，能使雷藏泽中而龙归海底，斯疾或可已也。用黑盏一只，火上溶①化黑铅成汁；次下汞，以柳条搅匀；又下朱砂，搅令不见星，放下少时，方入硫土末，急搅成汁和匀。如有焰，以醋喷之。候冷定，研极细末，糯米饭为丸绿豆大。每服三十丸，盐汤、枣汤或四磨汤吞下。

---

① 溶：当作"熔"。

二炁①丹 塘栖②邵以仁传 自有气塞，病不升不降之时，以此饼一嚼即如意，故又名如意丹。用丹头③苏［一］两，陈皮（去白）哇［二］两，四制香附满［五］钱五，灵芝（漂去沙）苏［一］两，小青皮（去穰，醋炒）苏［一］两，龟背玄晶石（研，水飞，不龟背者不用）苏［一］两，广木香满［五］钱，砂仁、沉香、小丁香各苏［一］两。以上法制，研极细末，再以神曲哇［二］两为末，陈米醋打成糊，印饼，金箔为衣更妙。二方虚寒并集

〔批〕分气丸 木香一两，半夏两半，广皮二两，於术四两（蒸晒），砂仁两半，枳实三两，香附四两，制苏子，卜子二两，神曲一两。水法为丸，服三钱。

〔批〕开郁丸 香附四两，莱子、枳壳、枳实、陈皮各四两，砂仁二两，神曲一两。水法丸，服二钱。

〔批〕顺气宽胸丸 沉香、白豆仁、香附各二钱，丁香八钱，郁金一钱，降香、草蔻（面煨）各一钱五分，橘红二钱，益智仁一钱二分，破故纸二钱，火香④三钱，神曲一两。为丸，白汤下一钱五分。

沉香降气散 治阴阳壅塞，气不升降，胸膈痞塞，脾胃留饮，噫酸吞酸，胁下妨闷。

沉香两钱八分　砂仁七钱半　国老⑤五钱半　香附六两二钱

---

① 炁（qì器）：同"气"。
② 塘栖（qī七）：即"塘栖"，位于今杭州市余杭区境内。
③ 丹头：炉甘石的别名。
④ 火香：疑为"藿香"。
⑤ 国老：甘草的别名。

半，盐水炒

为末，每服二钱，盐汤调下。

四七汤　治梅核气在咽喉之间，咯不出，咽不下，此七情所伤也。凡吐逆恶心，皆治之。

半夏钱五分　茯苓一钱　紫苏六分　厚朴九分　姜七片红枣二枚

水煎，不拘时服。

四磨汤　治七情感伤，上气喘急。

人参　槟榔　沉香　乌药各磨汁，七分

煎三五沸，空心服。

独胜汤　治妇人黄亮胀满，气先滞而及血，化为水。生莎草根畦〔二〕两，酒煎服，立效。

补中益气汤　治烦劳内伤，身热心烦，头痛恶寒，懒言恶食，脉洪大而虚。

蜜炙黄芪钱半　炙甘草一钱　土炒白术　陈皮　当归五分　升麻　柴胡三分

姜三、枣二，煎。

如血不足加当归；精神短少加人参、五味，肺热咳嗽去人参；咽干加葛根；头痛加蔓荆子，甚痛加川芎；脑痛加藁本、细辛；风湿相搏，一身尽痛，加羌活、防风；有痰加半夏、生姜；胃寒气滞加青皮、蔻仁、木香、益智；腹胀加枳实、厚朴、木香、砂仁；腹痛加白芍、甘草；热痛加黄连；能食而心下痞加黄连；咽痛加桔梗；

有寒加肉桂；湿胜加苍术；阴火加黄柏、知母，去升、柴，加熟地、山茱、山药；大便秘加酒煨大黄；咳嗽春加旋覆、款冬，夏加麦冬、五味，秋加麻黄、黄芩，冬加不去根节麻黄；天寒加干姜；泄泻去当归加茯苓、苍术、益智仁。

苏合丸

白术　青木香　乌犀角　香附子炒　朱砂水飞　诃梨勒煨，去皮　檀香　安息香另末，用无灰酒①一升熬膏　沉香　麝香　荜茇各二两　丁香二两　龙脑②研　苏合油一两，入安息香膏内　薰陆香③别研，一两

为细末，研匀，用安息膏入蜜内，丸龙眼大，井花水④下。

五香至宝丸　通畅气滞，泻痢腹满等病无不效，夏秋之月犹为效验。

香薷畦 [二] 山 [两]　　茯神畦 [二] 山 [两]　甘松苏 [一] 山 [两]　丁香苏 [一] 山 [两] 满 [半]　檀香苏 [一] 山 [两] 满 [半]　广皮轻 [钱] 满 [半]　藿香叶苏 [一] 山 [两]　木香苏 [一] 山 [两] 满 [半]　木瓜苏 [一] 山 [两]

---

① 无灰酒：即不放石灰的酒。古人在酒内加石灰以防酒酸，但能聚痰，所以药用须无灰酒。

② 龙脑：冰片的别名。

③ 薰陆香：乳香的别名。

④ 井花水：亦作"井华水"，清晨初汲之水。

为末，蜜丸弹子大，每服一丸。

家秘理金散

东主皮① 山木② 夆木③ 枳实 枳壳 由车④ 丁香 木香 兵⑤ 附⑥ 砂仁 五月⑦ 草果 火香叶 索⑧

为末。

痧气灵丹 经云：诸气贲菀，皆属上焦之燥也。

全禾⑨畦［二］分 寸⑩苏［一］分 木香 茅术 朱砂各畦［二］分

为末，酒化禾，为丸绿豆大，朱砂为衣。每一丸含口中，舌底咽津数口取出。不愈，再用一次。嚼甘草能解全禾之麻也。〔批〕指航云：痧气，今之燥气也。按刺毛虫感秋燥之气以生，刺人皮毛，其痛应心，以蟾酥水抹立愈，故蟾酥善食其毒。痧气灵丹用之如神，一方加子母丁香各一分、沉香三分，一方加牛黄一分。

短气不与少气同

短气者，气短而不能相续，似喘而不摇肩，似伸吟而

卷
一

七

---

① 东主皮：疑为"陈青皮"。
② 山木：疑为"三棱"。
③ 夆木：疑为"蓬术"。
④ 由车：疑为"黄连"。
⑤ 兵：当为"槟榔"。
⑥ 附：当为"香附"。
⑦ 五月：疑为"吴萸"。
⑧ 索：当为"玄胡索"。
⑨ 全禾：据下文，即"蟾酥"。
⑩ 寸：即"寸香"，麝香的别名。

不痛。若有头疼、恶寒、脉浮，当表散。《金匮》云：平人无寒热，短气不足一息者，实也。仲景论短气皆属停饮，当从小便去之，二陈汤加升麻。又肺饮不运，但苦喘短气。

《准绳》云：少气者，气少不足以言也。经云：言而微，终日乃复言者，此气将夺也。急用生脉散或独参汤还可生也。何知少气之难疗？此气机穷也，不能续也，故知其殆。

二陈汤　治一切痰饮为病，咳嗽胀满，呕吐恶心，头眩心悸。

半夏姜制，二钱　陈皮去白　茯苓各一钱　甘草五分

加姜煎。

生脉散　治热伤元气，气短倦怠，口渴多汗，肺虚而咳。

人参　麦冬五分　五味子七粒

煎。

噫气即嗳气

《准绳》云：是火土之气菀而不得发，故噫而出也。丹溪云：胃中有实火，膈上有稠痰，闭塞膈间，中气不伸，故成嗳气。用二陈汤加香附、山栀、黄连、苏子、前胡、青黛、瓜蒌为丸，煎服亦可。

二陈汤见前

喘病附哮喘

丹溪云：气为火郁痰滞肺胃之间也。张庆之云：风寒外袭，毫毛闭而气不通，火气上奔，治节乖而降令失，皆足致喘。先以表散为主，然更有哮喘痰火、气虚、阴虚、湿痰、火衰之别。惟阴虚喘汗，方药难效，虽用大剂参、桂，吞重丸，不能招龙雷归之海泽，然亦不能收十全功也。哮喘遇暴寒暴热则发，痰声如水鸣，气急不能进退，迷闷胸膈，候痰易吐出则缓，以其痰在胃脘也。久则成囊，法当吐之，加醋在吐药之中，以其酸收之义耳。惟淡食年余，方能除根，并灸肺俞、膏肓二穴，不尔，终生痼疾。惟年高者不可吐。然未发时扶正气为主，已发时则散邪也。其症有二：一属中外皆寒，参苏温肺汤，或调中益气汤加吴茱萸。紫金丹，治冷哮之首药也。一属寒包热，越婢汤加半夏以散表。七八月未发之时，用大承气汤或滚痰丸下之。至冬月无热，可包自不发也。有遇寒即发，脉浮紧，先与三拗汤表之。_表

口干舌燥，二陈汤加瓜蒌霜、苏子、枳实、黄芩降之，甚者玄明粉、滚痰丸下之。因气怒即发，脉沉，苏子降气汤主之。_里

初虞世曰：火喘必渴。白虎汤加瓜蒌霜、枳实、黄芩为效。痰嗽得食即减，食已即喘，胃中有实火故也。盖食下则坠下其痰，喘暂止，久则食已入胃仓，反助火邪，喘反大作，不可作胃虚治而用燥热之药，七制石膏主之。《国医宗旨①》云：老人痰火喘嗽，用石膏为末，姜汁、竹沥、童便、人乳、莱菔汁、蔗浆、梨汁，每汁拌石膏，晒干为末。每嗽时挑一匙咽下，阴虚火嗽亦妙。热

中年人病后，气促痰喘，腿足冷肿，腰痛，面目浮肿，太阳作痛，悉为命门火衰，若作痰治则殆矣。八味丸主之，中白丸更妙。虚寒

阴虚气冲，从脐下起者，尺脉必洪大而数，潮热，盗汗，咳嗽，属阴虚。谁不云养阴益血为主？若胸膈欠爽，其二冬二地，安可用为主？医经中补肺散并无补药，此为妙用也方论见咳嗽门，而马兜铃、枇杷叶、贝母、桑皮、阿胶、杏仁加黏米、牛蒡等类。阴虚

胃虚而喘，必抬肩撷肚而无休息也。并产后、病后、疽疡溃后而发喘者，悉属气虚不能接续，非喘也，此气短也。虽素有痰火，高年久病，正气耗散，若作有余痰火治之，祸必旋踵，须大剂参、芪、生脉散为君，扶接元气为急，少佐二陈二母。时极难下手，病家懵然怆惶之际，一不解事者，从傍败之，反遭谤矣。惟人仁济物，设法救援为佳，暗投人参末两许，童便冲服。

〔批〕单方治痰喘　新蜂房不拘多少，入砂锅内，以水酒各半煮数沸，用瓦上焙干为末。每服二钱，空心好酒下，用砂糖调。

夏秋之交，一妇素有痰火，忽一日大喘，吐痰如涌，

----

① 旨：原作"志"，据原书自序改。

身汗如油，脉浮而洪，命绝须臾之间。速进人参三钱、麦冬二钱、五味子一钱半煎服，喘定汗止。三帖痰少，复加瓜蒌霜一钱半，白术、当归、芍药各一钱，二十帖而安。予云：此肺虚喘也，热伤元气而发也。如冬春之时，悉属寒伤营血，当归、肉桂、附子所必加也。_{气虚}

《本草》云：治虚喘用人参一味为末，以鸡子清投新汲水调下一钱。昔有二人，一人含人参，一人不含，俱急趋远路，其不含者大喘，含者气息如故，然人参之功如此。

火喘急甚，烦躁不得卧，顷刻欲毙者是也。不可用苦寒，以川椒五六钱为细末，生姜汤调下，此温劫之法也。因火治火，取其达命门之速也。

七情郁结，上气喘急，烦心不得卧，亦属火喘。古人用四磨汤、七气汤虽妙，余用郁金、川贝母等分为末，每服二钱，童便冲服，神验。取其开郁之功捷，而加童便降火之力尤速也。_热

〔批〕寒包热致喘频，食蜓蝣①一个，填鸡子内，饭上蒸食，其功可除根者，清肺补肾之能也。

〔批〕哮喘方李含光传　南星、半夏为君，要制熟，茯苓、白术为臣，良姜为佐，甘草为使，姜汁为丸，每服三钱，据云甚捷。南星、半夏矾水浸透，日日加矾换水，可加去白广皮。

气实人误用黄芪多而致喘者，三拗汤泻之，千缗汤合导痰汤亦妙。湿痰壅盛，胸膈胀满，上气喘急，身体浮肿

---

①　蜓蝣：亦作"蜓蚰"，即蛞蝓。

不得卧，脉滑有力，葶苈大枣泻肺汤主之。仲景治支饮不得卧，肋停向有痰饮①，用葶苈不拘多少，纸上炒为末，蜜丸弹子大，大枣十枚煎汤二钟，去枣，入葶苈丸，再煎至一钟，温服。喘急自汗兼腹痛，脉弦滑而实者，下之，礞石滚痰丸为稳。实

产后喉中气急喘促者，因血去过多，营血暴竭，孤阳绝阴，为难治。浓煎独参汤，或黄芪二两、炒黑黏米浓煎服，或佐芎、归。大虚

产后恶露不快，败血反升熏肺，亦令喘急，不急治亦能屈死，用家秘续神汤加血竭散或夺命散俱见《宁坤秘志》。此候死六时尚可治，十二时则不治也。实症

续神汤自祖养心公传之姑苏沈杏川先生之秘，至余三世，不知活人多少，可惜世俗不识吾伎②，正所谓持金丹度世而不受所度，反生讥谤，哀哉！

脉来沉细伏匿者，死；脉数有热不得卧者，难治。

手足冷汗出者，死；面浮肿，肩息，脉浮大者，危。

脉伏有热者，汗之；脉浮大为虚者，补之。

【附方】

参苏温肺汤

人参　肉桂　甘草　木香　五味子　陈皮　半夏　桑

---

① 肋停向有痰饮：此指痰饮停留于胸胁。
② 伎：技巧，才能。

皮　白术　苏叶　茯苓

冬加麻黄、姜，煎服。

调中益气汤

蜜炙黄芪一钱半　人参　炙甘草一钱　陈皮五分　升麻
柴胡三分　木香　苍术

加姜、枣，煎。

紫金丹

人言①水飞，五分　淡豆豉水浸，畦［二］钱

捣膏同信研匀，丸如麻子大。每服五丸至十丸，清茶
下，须冷服。

〔批〕又紫金丹　治哮喘。青铅三两，入罐炼烊，拨开面上花，
入红砒三钱，炼成蜜蜡色用。每用砒一钱、明矾一钱、甘草一钱五
分、淡豆豉五钱，各为细末，绿豆粉打糊为丸如麻子大。每服五六
丸，量人大小强弱，用冷茶送下。砒性燥，能化湿痰为水，淡豆豉阳
经涌药，故治肺胃间老痰作喘，予将淡豆豉用五钱，每三十丸清
茶下。

〔批〕治冷痰火方　用滴花烧酒三斤、桂圆肉一斤、豆蔻仁一两，
浸酒七日，去圆并蔻，贮瓷瓶中听吃。以夏至后一月，每清晨吃一小
杯，吃至三十日，冬至亦服如前。

〔批〕塘褛杨子琴传　哮喘，陈香橼一只，切开上蒂，雕去囊核，
入白糖霜数两，以实为妙，仍用蒂合好，铁丝扎定，炭火煅红存性，

---

①　人言：即砒霜。《本草纲目·金石·砒石》："砒，性猛如貔，故名。
惟出信州，故人呼为信石，而又隐信字为人言。"

为末。每服三四钱，量人大小服。据云试过甚妙。

越婢汤

麻黄一钱　石膏两钱　生姜三片　甘草五分　半夏一钱
大枣二枚

先煮麻黄，去沫，入药同煎服。

大承气汤见食门

白虎汤见呃门

二陈汤见气门

四磨汤见气门

滚痰丸

礞石一两　沉香五钱　酒制大黄　黄芩半斤

将礞石打碎，用焰硝一两同入瓦罐，盖泥封固，火煅
赤色如金为度，研末和诸药，水泛为丸。量人虚实服，姜
汤送下，服后仰卧，不宜饮水行动。

三拗汤

杏仁不去皮　麻黄不去节　半夏生用

加姜煎服，取汗为度。

苏子降气汤　治虚阳上攻，气不升降，上盛下虚，及
呕吐，痰涎壅盛，喘嗽呕血，或大小便不利。

真苏子　前胡　半夏　厚朴　橘红　当归一钱　炙甘
草　肉桂五分

加姜、枣煎，一方无桂，有沉香。

〔批〕忠治一妇人，身热面赤足冷，吐而饮食不能进，用诸呕吐药，愈服愈吐，而细切其脉，两寸洪而有力，尺关脉中取无力，沉取亦然。知其上盛下虚之候也，用苏子降气汤一服而愈。

八味丸

地黄八两　山茱萸肉　山药四两　茯苓　丹皮　泽泻三两　桂　附各一两

蜜丸。

秘制中白丸

硫黄来〔十〕斤，黑者不用，先用十全大补汤药蒸　白碱紫〔三〕来〔十〕斤，带黄色者不可用，能令人作呕吐

先将硫黄、白碱同捣碎为末，入大缸内，用清水先浸一日夜。然后连缸放在锅内，隔汤煮一日夜，如水干添入冷水，当浮一二寸许取起。用大碗十数个，将木杓兜黄倾在碗内，每碗滴入米醋少许，冷定去水，晒干研末，入水再煎一次，不必用醋，晒干研末，用玫瑰露浸一日夜，晒干研末。如此三次，再用米油浸一日夜，晒干研末，用糯米糊为丸。如不丸，以末同玫瑰露服之，更妙。解硫黄毒，用鸡子生放在内，以滚水泡之，约三四刻取起，敲开头上壳，吸吞其黄，总要黄热为妙。痨病嗽不可当，将硫黄研极细，以温水吞下，然后以鸡蛋黄解其毒。

七气汤　治七情气郁，痰涎结聚，咯不出，咽不下，胸满喘急，或咳，或呕，或攻冲作痛。

姜汁炒半夏五钱　厚朴姜汁炒，三钱　茯苓四钱　紫苏二钱

加姜、枣煎。

千缗汤

半夏七枚　皂角　甘草各一寸

水煎服。

导痰汤　治顽痰胶固。

陈皮　半夏　茯苓　甘草　胆星　枳实

煎。

又滚痰丸　治哮喘痰火。

大黄　黄芩八两　蓬术气 [四] 两　牙皂紫 [三] 钱　礞石一两　沉香满 [五] 钱　甘草三钱

为末，竹沥、姜汁蜜丸，朱砂为衣，重病二钱，轻一钱。

清金丹　治藜藿①之人有功，年衰者不宜。

莱菔子满 [五] 钱，蒸熟　牙皂烧存性，紫 [三] 钱

姜汁炊饼，丸如绿豆大，每服五六十丸。

定喘奇方　治遇寒即发哮喘。

麻黄　桑皮　杏仁　苏子　甘草　陈白果畦 [二] 来 [十] 枚　款冬　黄芩　半夏

一方加沉香满 [五] 分煎。

---

①　藜藿：原指粗劣的饭菜，引申为贫贱之人。

哮喘秘方

人参紫 [三] 分　丁香满 [五] 分　黄连苏 [一] 钱　姜黄畦 [二] 钱　五灵脂紫 [三] 钱

为末，每服一分。盐酱哮，豆腐浆下；冷哮，姜汤下。

丹溪治心痛发喘，半夏油炒为末，粥丸，姜汤下三十丸。

久喘气弱，食少不得卧，用连皮胡桃肉三个、人参畦 [二] 钱、乌铅三钱煎汤，食远，徐徐服之。

华佗云：肺气盛为喘。《活人书》云：气有余则喘。气盛当认作气衰，有余当认作不足。若果有余则清肃之令行矣。岂复为喘？良由肺气不足，不能胜敌，火邪乘其不足，而炎上作喘焉。所言盛于有余者，非肺气盛也，肺中之火也。谚云：有余即不足之征，而盛即衰之始也。

三消论

黄帝曰：热中消中者，皆富贵人，高粱①之疾也。今禁高粱是不合其心，禁芳草药石是病不愈，治之奈何？岐伯对曰：脉实病久可治，脉弦小坚病久不可治。帝又云：病名口甘者，何气使然？岐伯曰：此因甘美而多肥也，其气上溢，转为消渴，治之以兰，除陈气也。不可服芳草药石，其气慓

---

① 高粱：高，通"膏"；粱，通"粱"，指厚味的食物。《素问·生气通天论》："高粱之变，足生大丁。"王冰注："高，膏也；粱，粱也。"

悍，能助燥势也。有示其论，无出其方，使后人法《素问》之旨，各出其方，欲愈斯疾者，未见其一效也。惟《金匮》有论有治矣。而后人集书者，采《伤寒》厥阴消渴之文凑入，使人不能抉择适于用也。按《素问·阴阳别论》云，二阳结为之消。二阳者，阳明也。手阳明大肠主津病，消则目黄口干，是津不足也；足阳明胃主血，血热则消谷善饥，是血不足也。结者，津血不足，结而不润，皆燥热为病也。何可以伤寒传入厥阴之消渴而凑入耶？甚至用承气汤治壮火之理施治消渴，益增其非也。然而三消之症，上中下之火分治之也。故下消之火，水中之火也，下之则愈燔；中焦之火，竭泽之火也，下之则愈伤；上焦之火，燎原之火也，水从天降，可灭之也。徒攻肠胃，无益反损。总不思地气上即为云，天气下即为雨，地气不上，天能雨乎？所以亟升地气以慰三农①，与夫亟升肾气以溉三焦，理之必然者耳。故喻嘉言忽忆《内经》云，有所劳倦，形气衰少，谷气不盛，上焦不行，胃气热，热气熏胸中，故内热伤其大气宗气，则胸中之气亦衰少，遂变为内热。热甚则津液涸而胃坚，求其不消不渴，宁可得乎？《金匮》脉法曰，寸口脉浮而迟，浮即为虚，迟则为劳，虚则卫气不足，劳则营气竭之句，则与形气衰少，谷气不盛同义。又云，趺阳脉浮而数，浮则为气，数则消谷而大坚，坚数相搏，即为消渴之句，与胃气

---

① 三农：古谓居住在平地、山区、水泽三类地区的农民，又指春、夏、秋三个农时。

热，热气熏胸中之义同。然在坚字取义也，故合胃中大坚，消谷不消水之句亦同也。水本救渴也，胃中坚燥，不受水润，反泛火热之势，急流膀胱，故饮一溲二，溲去其中愈燥，愈饮愈燥，愈饮愈渴也。《金匮》用文蛤一味，平善无过，软坚之宝药也，可惜方书从未录用之。

消渴方中屡用鸡脞胵①者，欲其软胃之坚，非止渴而用之也。

多饮而渴不止者为上消，多食而饥不止者为中消，多溲而膏浊不止者为下消。

洁古有分治上焦之法云：能食而渴者，白虎加人参汤主之；不能食而渴者，钱氏白术散加葛根。上中既平，不复传下消矣。若传下消，能食者必脑疽背疮，不能食者必发中满鼓胀，皆难治之症也，多死。

指航曰：以寒治热，谁人不知？虽立方之士，不能废其绳墨，而失大小缓急制方之体。然脏腑有远近，心肺位近，宜制小其服；肝肾位远，制大其服，皆适所至也。是以上中二消，宜缓小剂，若制之大，速过病所，久而成中满之病，正所谓上热未去，中寒复生者也。

【附选方】

金匮肾气丸即崔氏八味丸　兼治脚气上入少腹中。即六

---

①　鸡脞胵：即鸡内金，详见下文。

味丸加桂、附，蒸动肾气。前云亟升肾气以灌三焦，开合胃关为治消渴，吃紧大法。

金匮文蛤散　本文云：渴欲饮水不止者，以此主之。文蛤五两为末，凉汤服方寸匕①，取其善能软坚。盖胃坚之故，为火烁如砖，水过不入，急趋下走之意，是以饮一溲二也。按文蛤，其味咸而平，善软胃之坚，则水有荫注矣，何饮一溲二之患不愈哉？

金匮白虎汤加人参　原治太阳中暍，汗出恶寒，身热而渴。去知母之苦，加竹叶、麦冬之甘，名竹叶石膏汤方见呕吐门。

知母六两　石膏一斤　甘草三两　粳米六合　人参二两

水一斗，煮米熟成汤，去渣，温服一升，日三服。此治火热救渴之良剂也，故消渴在上焦必用之。

钱氏白术散　治虚热消渴。

人参　白术　茯苓　甘草　藿香　木香各一两　干葛二两

为末，每服三钱，水煎服。如饮水多，多与服之。

按：仁斋本方加五味子、柴胡各三钱，分十剂煎服，治消渴不能食者。此方四君子加法也，故治湿胜气脱，泄利太过作渴，在所必用。

竹叶黄芪汤　治消渴气血两虚，胃火盛而作渴。

----

① 匙：舀取液体、粉末状物体等的小勺。《说文·匕部》："匙，匕也。"

淡竹叶　生地各二钱　黄芪　麦冬　当归　川芎　黄

芩　甘草　芍药　人参　半夏　石膏

水煎服。

按：前白虎人参汤治气分燥热，此方治气血燥热。

生地黄饮子　治血分燥热，消渴咽干，面赤烦躁。

人参　生地　熟地　炙黄芪　天冬　麦冬　枳壳　石

斛　枇杷叶　泽泻　甘草炙。各等分

每服三钱，水煎，食远服。

易老门冬饮　治老弱虚人大渴。

人参　枸杞子　白茯苓　甘草各等分　五味子　麦冬各

半分

加姜，水煎服。

猪肚丸　强中消渴。

黄连　粟米　瓜蒌根　茯神各四两　知母　麦冬各二两

为末，将大猪肚一个洗净，入末药于内，线缝煮烂，

取出药另研，将猪肚为膏，加炼蜜搜，和前药杵匀，为丸

如桐子大。每服五十丸，参汤下。又方加人参、熟地、干

葛；又方除知母、粟米，加小麦。

天门冬丸　治初得消中，食已如饥，手足烦热，背膊

疼闷，小便白浊。

天门冬　土瓜根　瓜蒌根　熟地　知母　肉苁蓉　鹿

茸　五味子　赤石脂　泽泻各两半　鸡内金三具　桑螵蛸十

枚，炙　牡蛎二两　苦参

为末，炼蜜丸梧子大。每服六十丸，食前粟米汤下。喻嘉言除赤石脂，亦有理。

肾沥散 治消渴肾气虚损，发渴，小便数，腰膝痛。

鸡膍胵微炒 远志肉 人参 桑螵蛸 黄芪 泽泻 桂心 熟地 白茯苓 龙骨 当归各一两 麦冬 川芎各二两 五味子 炙甘草 玄参各五钱 磁石五钱，研碎，淘去赤汁

先用羊肾一对，去脂膜，煎汤，去肾，入药五钱，加姜半分，煎至五分，去渣，空心服，临晚再服。盖肾气虚忌升，其当归、川芎一辛一散，恐不宜施，不若山萸肉、枸杞子代之何如？一方磁石用三两。

〔批〕膍音皮胵音鸱

膍，《说文》：牛百叶，俗谓牛肚。《周礼》谓之脾析。李时珍曰：膍，言其有比列也。牛羊食百草，与他兽异，故其胃有膍有蜂窠，亦与它兽异也。胵，即胃之厚处又厚也。《诗·小雅》：福禄膍之。韩诗省作肶胵。《说文》：鸟胃也。一曰：胵，五脏总名。

〔批〕膍，俗作脖，或作肶。旧注膍胵胃脘，误也。

按岐伯云：治之以兰，除陈气也。考此兰乃省头兰也，非幽兰、建兰根之谓。

喻嘉言曰：肾者，胃之关也。胃之热下传于肾则关门大开，关门大开则心之阳火得以其降于肾。经云阳精所降其人夭，非细故也。予用犀角、黄连入肾，对治其下降之阳光之意耳。

忍冬膏 消渴将愈发痈疽，若不干脑者可治。

忍冬藤连花皆用

按：此方放四月开花时，采花数十斤，取汁煎成膏，酒、汤任点服。能养阴退阳，调和荣血脉。凡系火热之体，允为服食，真仙方也。

杀虫方　按：饮醇酒食煿①，积成胃热，湿热生虫，理固有之，虫耗其精，而成消渴也。

苦楝根

取新白皮一握（切，焙），入麝香少许，水二碗，煎一碗，空心饮之。虽困顿不妨，下出如蛔而色红，其渴顿止。虫症内伤，不独消渴一症，临病宜细加审谛也。

指航云：三消久而小便不臭反甜，气在溺器中，涌出满地，看器中尚满，真怪病也。更有浮如脂油，溅在桶旁，如柏油泪者。此精不禁，真元竭矣，安望再生哉？此候必服房术等药，天元早已丧尽矣。大德已去，虽生犹死也已。

惊悸　怔忡　恐

《内经》曰：心者，君主之官，神明出焉。或怒气伤肝，或惊气入胆，母能令子虚，而心血为之不足也。或遇事烦冗，思想无穷，则心君亦为不宁，故神明不安，惊悸、怔忡之候生焉。夫心中惕惕动摇，无时不作者，怔忡也；惊动跳跃，欲厥之伏，有时作时止者，惊悸也。二症

---

① 煿：煎炒或烤干的食物。

虽是心虚者多，然而停痰积饮留结于胃口心下而成者，又不可固执以为心虚而治之也。夫方寸灵台，名为神室。神室血少空虚，则邪气袭，令人惊悸而怔忡。怔忡不自宁也，如梦中惊跳者，气血皆虚也，宁志丸主之。梦中惊悸者，心血虚而火袭之也，朱砂安神丸主之。因惊而得者，名曰惊气怔忡，朱雀丸主之。子和云：惊者不自知，恐者为自知也。恐者如人将捕之状者，及不能独自坐卧，必须人伴，夜无灯烛恐惧者是也，胆怯之故。丹溪曰：时觉心跳者，血虚也；思虑便动者，气虚也；时作时止者，痰因火动也。肥人多属气虚，瘦人多属血虚。天王补心丹内用防风，因心虚邪入而用之也。

【附方】

宁志丸　治心虚血少多惊。

人参　茯苓　茯神　柏子仁　远志肉酒浸，焙　酸枣仁酒浸，炒　当归　琥珀各半两　石菖蒲　朱砂另研　乳香各二钱半

蜜丸如桐子大，每服三十丸，食后枣汤下。

朱砂安神丸　治心乱烦热怔忡，心神颠倒，兀兀欲吐，似乎懊憹状。

辰砂一钱，水飞　黄连钱半　炙甘草　生地　当归头各一钱

为末，蒸饼①丸如黄米大。每服十丸，津下。

---

① 蒸饼：也叫炊饼，是使用笼屉蒸制而成的面食。

朱雀丸 治心肾不交，心神不定，事多健忘。

沉香五钱　茯神二两

蜜丸如小豆大，每服三十丸，食后人参汤下。

天王补心丹见咳嗽门

急慢惊风秘方

全蝎苏 [一] 钱　　僵蚕紫 [三] 钱　　辰砂三分　　轻粉满 [五] 分

每服三厘至五厘止，姜汤化下。

健忘

黄帝曰：人之善忘者，何气使然？岐伯曰：上气不足，下气有余，肠胃实而心肺虚，虚则荣卫留于下，久之不以时上，故善忘。又云：怒而不止则伤志，志伤则善忘。其前言又云：血并于上，气并于下，乱而善忘。山甫云：心藏神，脾藏意，思虑过度而伤心脾，则神有亏而令善忘也，归脾汤主之。学问善忘者，孔圣①枕中方主之。《准绳》云：诸火热乱其心者，皆得善忘。若痰之善忘者，乃一时之病也。是以上善如水，下愚如火，水清明而火浊乱也。为事物纷纭，扰乱障碍，藏往之知②也。药固有安心养血之功能，不若澄其心，谧其气，养其在我为要也。

---

① 圣：原作"子"，据下文附方改。
② 藏往之知：对已往心中了然的智慧。知，通"智"。《周易·系辞上》："神以知来，知以藏往。"

【附方】

归脾汤 治思虑过度，劳伤心脾，健忘怔忡。方见淋门。加山栀、丹皮，名加味归脾汤，治脾经血虚发热等症。

孔圣枕中方 治读书健忘，久服令人聪明。

败龟板酥炙 龙骨研末，入鸡腹煮一宿 远志 九节菖蒲等分

为末，每服酒调一钱，日三次。

读书丸

石菖蒲 菟丝饼酒煮 远志各一两 地骨皮二两 生地 五味子 川芎各一两

为末，糊丸桐子大。每服七八十丸，临卧白汤下。

健志丸 久服令人不忘，耳目聪明，身体轻健。

天门冬去心 远志去心 白茯苓去皮 熟地黄等分

为末，蜜丸如桐子大。每服四五十丸，空心米饮送下，日进二次。

《本草》言：商陆花主人心昏塞，多忘喜误。取花阴干百日，为末，日暮水服方寸匕，卧中念所欲之事，即于目中自见。此术士之为，不可信以为实。可以作助语词，故录。

喜笑不休

《准绳》云：喜笑不休，皆属心火。经云：心藏神，神有余则笑。又云：精气并于心则喜笑。故病笑者，心火

之盛也。故产后失笑者，死不治。盖坐产之时，沉吟痛苦不堪，既产下也，身体狼狈不待言，而反生笑者，即知神已散矣，故死。

【附方】兼针法

黄连解毒汤见呃逆门

治喜笑欲死者，针刺列缺二穴，在手大指后，臂上三寸，及大陵二穴，在掌后横纹中，针三分。治喜死，四肢冷，气绝，色不变者，刺阳池穴。用口温针，勿令针入三分，徐徐出针，以手扪其穴，即复苏也。

伸欠即呵欠也

黄帝曰：人之欠者，何气使然？岐伯曰：阴阳相引，故数欠。因知病疟，先呻欠而后发之，亦阴阳相争而然也。产后呵欠者，则知瘀血上入阳分也，以醋韭汁吸之，瘀血自下，而阳分得清也。平人欲睡时伸欠者，为阳引而下，阴引而上，阳气尽阴气盛，则目瞑而睡宁矣；阴引而下，阳引而上，阴气尽阳气盛，则目开而寤明矣。故阳明病则有不得眠之语耳。指航云：目乃卫气出入之道，卫气收入，则面色萎黄可畏，卫气出，则面色荣和而不畏矣。仲景云：寒家善欠，治之以辛。

烦躁附虚烦

指航按：《内经》曰：烦出于心，躁出于肾，烦为扰乱，而躁为愤激。余言烦为阳症，而躁为阴症也。躁者，睡不安其枕，手足动而不静也；烦者，心烦意乱，不知所从。而先烦后躁者可治，先躁而后烦者难治，多死也。外此有虚烦之症。《准绳》云：心虚则烦，而肝肾脾虚亦烦，温胆汤主之。何也？盖胆为中正之官，善于担当诸脏，故曰：温胆者，助其担当之力也。是以大病后虚烦不得眠，温胆而愈也。若夫产、痘、滞下、溃疡之后虚烦者，元气将脱也，猛进独参汤，其参少则两许也可。《运气》云：虚烦有五，一曰热助心实而烦，二曰心从水制而烦，三曰肺攻肝气而烦，四曰土败肾虚而烦，五曰肝攻脾虚而烦。凡此金木土三气太过之岁，皆体重烦冤①也。妊娠烦懑②为之子烦治见《宁坤》。产后余血不尽，奔心烦闷，生藕汁饮二升，竹沥亦得。

产后瘀血攻心，或下血不止，心烦，面青冷，气欲绝，生羊血一盏，顿服。如不定，再服。

【附方】

温胆汤 治胆虚痰热不眠，虚烦惊悸，口苦呕吐。即二陈汤加枳实、竹茹，加姜煎服。《局方》无茯苓，用茯神。虚加人参、枣仁；心内烦热加黄连、麦冬；口燥去半夏，加麦冬、五味、花粉；表热未清加柴胡；内虚大便自

---

① 烦冤：烦闷。
② 烦懑（mèn 闷）：烦闷。

利去枳实，加白术；内实心烦加黑山栀。

循衣摸床

《准绳》云：撮空摸床，多是大虚之候，不问杂病伤寒，以大补之剂投之，多有得生者。娄全善云：非大实即大虚。指航曰：大虚之中必有大实。何则？按《内经》云，循蒙招尤①，为肠胃实而心肺虚。故制补中益气汤加大黄，亦愈数人，然不及大虚之候为多。余思其心神散乱，无所主持，而为撮空也，故用人参五钱，附子五钱，煎膏与服。盖附子得北方癸水以生，人参得中央戊土以生，戊癸合而化火，则君主之官亦有职矣。

【附方】
补中益气汤见气门

黄疸寒症只一条，为寒药所伤而致也。
附食劳黄气、妇人周身黄亮②

指航云：按丹溪谓，不必分五疸，是湿热如罨③酱相似。《内经》所云，知其要者，一言而终，近于理也。然而罨酱为湿热郁蒸，遂发出黄来，黄色既出，即成燥体，

---

① 循蒙招尤：头目昏眩。
② 附食……黄亮：原无，据原书目录补。
③ 罨（yǎn 演）：此指覆盖东西使其发酵变性。

犹炎天之气温，湿热郁之后，而秋燥之气方生。予知其湿热为本体，而燥为标耳，故手足心之燥可知也。

《金匮》云：黄疸由于湿土之热湿。若合于手阳明之燥金，则湿热燥三气相抟成黄之语相符，谓其人必渴而饮水。有此则去湿热药中加润燥之品，乃得三焦气化行，津液通，渴解而黄退。若渴不解者，燥气未除耳，故余用滋阴之剂间乎其中，随手取效也。外此更有表症之论，如《金匮》用桂枝黄芪汤、千金麻黄醇酒汤、小柴胡三方。予按：治黄疸家云，但利小便。又云，治湿不利小便，非其治也。假如脉浮在表，当以汗解，宜桂枝黄芪汤和其荣卫。若表实发黄，当汗之症，选千金麻黄醇酒汤、麻黄连翘赤小豆汤。治身热不去，瘀热在里，发黄，小便微利，麻黄、连翘各一两，赤小豆一合，水煎服之。用小柴胡汤，和其表里。此仲景之苦心为表而设也。表症

【附选方论】

大黄硝石汤论　谓热邪内结而成腹满，与伤寒急攻下之症与同，故以大黄、硝石二物荡邪开结。然小便赤则膀胱之气亦热，又借柏皮、栀子寒下之力以清其热也。

栀子大黄汤论　治酒疸热而内结，昏惑懊侬。《伤寒》中云：阳明病，无汗，小便不利，心中懊侬者，身必发黄。凡诸热甚于内者，皆足致之，不独酒者是也。方见后

抵当汤　治太阳伤寒，头痛身热，法当汗解，误利小

便，而致热瘀膀胱，则身黄、脉沉、少腹硬、小便自利，其人必狂，下焦有血也，是汤主之。轻者桃仁承气汤主之。二方并见血门

瓜蒂散论　邪在膈上，浅而易治，以此吐去其黄水，因其高者越之之义也，然亦不可轻用。吹鼻取黄水，而黄水不止，而生眩疾，用毛青布水浸，咬在牙内即止。方见后

猪胆汁制泽泻丸论　盖人身中之液有四色，胆汁为热所蒸，为黄液泛，乃四色中其一也。夫胆为清净之腑，性恶扰乱，故用胆以治疸，得泽泻之通利则愈矣。以上里症、热症

小建中汤论　即桂枝倍芍药加胶饴也。为男子数扰其阳，致虚阳上泛而黄也，用此以固其卫，则阳不外越。而芍药之酸收其上泛之阳，下归于阴；甘草、胶饴培其中土，土厚则所收之阳不能复出，此天然绝妙之方也。然必小便自利，非湿者宜之，有酒家忌桂枝、呕家忌建中之戒耳。

天王补心丹　治女劳黑疸，服硝石矾石散之后将愈之方也，以其身黄额黑而立。盖黑为北方阴晦之色，加于南方离明之位，其病已危矣。故服硝矾升降诸滞之后，必以补心丹复离照之明，脾土亦得照临，何阴晦之色不去哉？兼服：

滋阴石斛汤

金石斛一两　麦冬五钱　沙参二钱　茯苓二钱　泽泻钱五分　生地三钱　茵陈二钱

水煎，随手取效。天王补心丹见咳嗽门。以上皆虚，用补剂。

猪膏发煎　治女劳疸，身目俱黄，发热，恶疮，少腹满，小便难，因大热大劳，交接入水者所致。用方以猪油一味熬服之，或同发熬亦妙。盖润可去燥之意也。

茵陈五苓散论　湿热郁蒸于内，必先燥其肺气，故小水不行。五苓散乃太阳膀胱之本药也，故能开腠理、致津液、通血气，且有润燥之功。合茵陈之辛凉，清理肺燥，肺金一润，清肃之令复行，膀胱之壅热立通，小便利而黄去矣。五苓散方见痢疾门

〔批〕一方以茵陈五苓散用雄猪胆汁伴为丸服，治初起之方。

金匮硝石矾石散论　原文云：黄家日晡发热，而反恶寒，此为女劳得之。膀胱急，小腹满，身黄额黑，足下热，大便黑、时溏，腹痛如水状，此女劳之病，非水也。腹满者难治，多死。硝石矾石散主之，《金匮》用硝石、矾石等分溶化，每服二钱，大麦粥清晨食前调服。余以一钱用大麦粉丸，蒸软，白汤服。按《本草》言，矾石能除痼热在骨髓，兼消瘀除浊之功。硝石咸寒去血，可消逐其热瘀之血，佐以大麦之健运脾家，此用方之神妙者也。又云：滑石石膏①者，为清天白日，梦②语喃喃矣。

黄疸入腹，胀满热壅之甚也。用露缸砂（瓦焙）、未化骨（瓦焙）等分，为末，每服三钱，白汤调下。

---

① 石膏：原作"矾石"，据《医门法律·黄疸门》改。
② 梦：原作"麦"，据《医门法律·黄疸门》改。

黄汗之症，真热症也。见鼓胀门

〔批〕一方治黄疸入腹，白雄鸡粪一升，酒炒三四次，煮酒三十斤同煎滚，去渣，以酒渐渐不拘时饮尽病除。

茵陈附子干姜汤　治阴黄，手足必厥，服寒凉药过多而变之也。

附子炮，去皮，三钱　干姜炮，二钱　茵陈钱二分　草豆蔻煨，一钱　白术四分　枳实麸炒　制半夏　泽泻各五分　白茯苓　橘红各三钱　生姜五片

水煎，去渣服。

桂枝加黄芪汤　治黄疸，脉浮而腹中和者，宜汗之。若腹满欲呕吐而不和，懊憹者，宜吐之，不宜汗。

桂枝　芍药　生姜各三两　黄芪　甘草各二两　大枣十二枚

水八升，煮三升，温服一升，须臾饮热稀粥一升以助药力。取微汗，不汗者更服。

麻黄醇酒汤　治黄疸。用麻黄三两，以好清酒五升，煮取二升五合，顿服尽。冬月用酒，春月水煮。

小柴胡汤见呕吐门

栀子大黄汤　治酒疸，心中懊憹或热痛。

山栀十四枚　大黄一两　枳实五枚　豆豉一升

水六升，煎二升，分温三服。

瓜蒂散见中风门

嗅①鼻瓜蒂散　治黄疸，浑身如金色。

瓜蒂二钱　母丁香一钱　黍米四十九粒　赤小豆五分

为极细末，每临卧时先含水一口，即于两鼻孔嗅上半字便睡，至明日取下黄水，便服黄连散。病轻者五日效，重者半月效。

黄连散　治黄疸，大小便秘涩壅热，累效。

黄连二两　大黄二两，醋拌炒　黄芩一两　炙甘草一两

共为细末，食后温水调下二钱，日三服，先用瓜蒂散嗅鼻，取下黄水，却服此药。

茵陈蒿汤　治谷疸，寒热不能食。热壅于胃，故不能服食，但治里热，不云解表，可识也。

茵陈六两　栀子十四枚　大黄二两

水十升，先煮茵陈，减六升，内二味，煮取三升，去滓，分三服。小便当利，尿如皂角汁状，色正赤，一宿腹减，黄从小便去也。

肾疸汤　治肾疸，目黄，浑身金色，小便赤涩。

升麻根五钱　苍术一钱　防风根　独活根　白术　柴胡根　羌活根　葛根各五分　白茯苓　猪苓　泽泻　甘草根各三分　黄柏二分　人参　神曲各六分

分作二帖，水煎，食前稍热服。

茯苓渗湿汤　治黄疸，寒热呕吐，渴欲饮水，一身尽

---

① 嗅：同"㗜"。《龙龛手鉴·口部》："嗅、㗜，正作齅。"

黄，小便不利，全不食，不得卧。

茵陈七分　白茯苓六分　猪苓　泽泻　白术　陈皮　苍术泔浸　黄连各五分　山栀炒　秦艽　防己　葛根各四分

水煎，食前温服。

【附方】

食劳黄气，贫贱之人有之，又名脱力虚黄，皆起于黄梅阴雨时也。周身关节为湿热所困，经年累月，勤吃懒做，贫窘无极。用白面苏［一］斤、绿矾气［四］两，炒黄，烧酒为丸，每服一钱，空心白汤送下。身疼便黑，此其卫[1]验也。

妇人周身黄亮，气滞血不荣也。莎草根畦［二］两，水煎服，或酒煎亦可，不过二服愈。此候因产后食冷之故，针刺见水无血是其候也。

又方　治妇人黄气。平胃散一两，加针砂（醋炒，研末）三钱，每服一钱，空心白汤送下。忌咸

又方　大麦发芽，一斤　醋炒针砂气［四］山［两］

枣肉丸桐子大，每服三钱，空心白汤送下。忌咸

按：此二方皆用针砂，何也？盖针砂之性重，阳刚之物也，故平肝气而镇虚浮。肝平则软，血有归路，肝有血归，则经血得其常度而病却矣。此候居水滨者为多。

---

① 卫：肢体。《吕氏春秋·审时》："四卫变强。"高绣注："四卫，四肢也。"

水肿、鼓胀合论

水肿者,《内经》云肤胀,仲景云即皮水也。寒气客于皮肤之间,腹胀身尽肿,按其腹窅①而不起,腹色不变者是也。腹胀鼓胀,身皆大但色苍黄,腹筋起者是也。水肿之始,颈脉动,喘嗽,目下微肿如新卧起之状;而鼓胀者,四肢不甚肿,但腹大如鼓然。鼓胀亦有头面四肢尽肿者,大抵先腹大而后四肢肿者也。帝曰:不从毫毛生者,明其邪不从腠理入,是水从内而溢于外也。岐伯曰平治于权衡、去菀陈莝、微动四极②之语,下之也,欲先去其四肢之水也。又云:温衣谬刺者,以其居处要暖,谬刺者以针放水之谬法也,治当权变,以平为愈。帝又曰精液充廓、孤魄独居者,言肺之津液尽出于外,其魄独守于内,为之气耗于外,是以衣不可与形相保也,为治颇难。故仲景云五者不同,曰风水、皮水、正水、石水、黄汗之论,其水肿鼓胀可分表里治之也。岐伯曰:开鬼门,所以汗之也;洁净府,所以利小便也。自然精以时服,五阳以布疏,涤五脏之滞,则精自生,形自盛,骨肉③相保,巨气乃平也。风水者,脉浮,外症骨节疼烦而恶风,从表治之。皮水者,其脉亦浮,外症胕肿,按之没指,不恶风,

---

① 窅(yǎo 咬):凹陷。
② 极:原作“肢”,据《素问·汤液醪醴论》改。
③ 肉:原作“目”,据《素问·汤液醪醴论》改。

其腹如鼓，不渴，当发其汗，症不同而治同也。盖水渍皮间，荣卫之气菀而不行，致腹胀如鼓，发其汗则内菀自解矣。惟正水脉沉迟，外症自喘，肾家自病则阳不上通，关门闭而水日聚，上下溢于皮肤，跗肿腹大，喘呼不得卧，乃肾本肺标，子母俱病，则难于治也。石水者，脉沉，腹满而不喘，所主亦在肾，但不合肺而连肝也。《内经》言肝肾并沉为石水者是也，以其水积胞中，坚满如石，因以名之也，即少腹疝瘕之类也。不知者以风药治之，误动其气，上奔心下而生呕逆，多主死也。故巢氏云：石水自引，胁下胀痛，上至胃脘则死，虽不误治，大抵肝多肾少之症耳。黄汗汗如黄柏汁，其脉沉迟，发热，胸①满，四肢头面俱肿，久不愈，必致痈脓，俗名大包脓，用疡科开刀法，其脓浓而不臭者可治，清而臭者死。或由瘀血发黄蔓延，而血化为脓者，亦有之也。与夫饮水入胃不行，郁而成热，热则营卫之气亦热，《素问》所云，诸胀腹大，皆属于热。后世名之疸水者，黄疸之水不去，热之所遏也，浸淫日久而致之也。水在心，则郁心火炳明②之化；水在肝，则郁肝木发生之化；水在肺，则孤阳竭于外，其魄独居；水在脾，则阴竭于内，而谷精不布；水在肾，不但诸阳退伏，即从阳之阴，亦且退伏，孤阴独居于下而隔绝也。惟胃中之水，惟恐其有火，仍属消渴，末传中满，

---

① 胸：原作"胞"，据《医门法律·水肿门》改。
② 炳明：光明，显著。

以至不救；肾中之水，惟恐其无火，无火则阳灭绝，而生气内绝。其在心之水，遏抑君火，若得脾土健运，子必救母，即在肝、在肺、在肾之水，脾土一旺，水有所制，犹不敢于横流，但当怀山襄陵①之日，求土不颓足矣。欲土宜于稼穑，岂不难哉？医门欲平水土，不师仲景而师谁欤？

〔批〕气肿神方　陈香橼一只，核桃肉十个，陈松萝茶、莱菔子、砂仁各三钱，陈霉水煎滚，气冲病人鼻孔，温服神效。

凡治水肿病，不分风水、皮水、正水、石水、黄汗五治，及肺、脾、肾三脏所主，恣用驱水恶劣之药，及用禹功、舟车导水之法，杀人之事也。

凡治水肿，有当发汗散邪者，不知兼实其卫，致使水随汗越，浸淫皮肤，不复顺趋水道，医之罪也。

凡治水肿，遇渴、小便利之症，误利其水，致使津液随竭，中土坐困，脉代气促而死者，医之罪也。

凡治水肿，遇少腹素有积块疝瘕，误行发表②攻里，致浊气冲心，大呕大逆，痛引阴筋卒死者，医之罪也。

凡治水肿黄汗症，乃胃热酿成疸水，误用热药，转增其热，贻患痈脓，医之罪也。

凡治水肿，不察寸口脉之浮、沉、迟、数、弦、紧、微、涩，以及跌阳脉之浮、数、微、迟、紧、伏，则无从

---

① 怀山襄陵：洪水汹涌奔腾溢上山陵。怀，包围；襄，升到高处。
② 表：原作"风"，据《医门法律·水肿门》改。

辨症用药，动罹凶祸，医之罪也。

凡治胀病，善①用耗气、散气，泻肺、泻膀胱诸药者，杀人之事也。

喻嘉言曰：胀病与水病，非两病。水气积而不行，必至于极胀，胀病亦不外水裹，有气结、血凝之分。故仲景曰：水病气分，心下坚大如盘，边如旋杯，水饮所作。然则胀病，岂无血分，腹中坚大如盘者乎？血多气少，岂无左胁坚大如盘者乎？多气少血，岂无右胁坚大如盘者乎？凡有素癥瘕积块，即是胀病之根，日积月累，腹大如箕如瓮，名曰单腹胀者是也，俗名痞散成鼓。仲景指名石水者，正是此也。饮食虽进，不过从旁辘转，久则为瘀浊占据，水不下趋，而泛溢无处不到也。《内经》有胀病之旨，而无胀病之方。仲景微示其端，虽未立法，然而比类推之，其法不啻详也。云其气分心下积大如盘者，两出其方，一方治阴气结于心下，用桂枝去芍药加麻黄附子细辛汤；一方治阳气结于心下，用枳术汤。夫胸中阳分，尚分阳气、阴气而异于治，况腹中至阴之地，而可不②从阴独治之乎？阴气性冷，包裹阴血，阴气不散，阴血且不露，谁可驱其血乎？非单刀取胜之附子，更有何药可散其阴气，而破其坚垒乎？推其两胁皆然，但分气血阴结之微甚，而水亦必从其类矣。

---

① 善：多，常。
② 可不：原作"不可"，据《医门法律·水肿门》乙正。

水肿脉法论

指航云：百病辨脉，以浮、沉、迟、数、滑、涩六脉为纲，而水病之要深于微渺，不从此六字参阅，及其七表、八里、九道，愈推愈广之节目耳。学者以此六字推之甚难，而况于诸脉诀证，更是茫然，故删之。论见《脉汇纲纪》

喻昌曰：风水脉浮，此定法也。然有太阳脉浮之风水，有肝肾并浮之风水，有勇而劳汗之风水，有面胕庞郁壅①、害于言之风水。皮水同，故治法同一，开鬼门，可汗之也。若渴而下利，小便数，则不可汗，犯其戒也，慎之！脉沉曰水，亦定法也，而肝肾并沉为石水。诸沉脉当责有水，身体肿重，水病脉当沉，如脉浮者死，故云水病脉出者死。沉为水为气，紧为寒为痛，沉紧相抟，结在关元。紧脉涩，类属少阴部位，《内经》所云洁净府之法，所以利小便也。腰以下肿，当利小便。又言小便自利者愈，以其肾精未尽竭也，正恐肾气衰少，误用其法，亦犯其戒也。按仲景脉经，令聪明知见全不得入，岂非最上一层乎？以故则遵《内经》之阴结为之水，以寸口趺阳两脉定其诊。寸口肺脉也，趺阳胃脉也，趺阳脉浮而数，胃阳不与脾阴相合，浮而独居于表则为热。脾阴不与胃阳和，

---

① 面胕（fū夫）庞郁壅：《素问·评热病论》作"面胕痝（máng茫）然壅"，意为面目、两足浮肿。胕，同"跗"，足背；痝然，肿起貌；壅，指目下浮肿。

反为阳气所促而变数，数则阴血愈虚而止矣。脾为胃行其液者也，脾伏则不渗入膀胱，而小便难，乘虚而走皮间为肿矣。寸口者，肺也，赖脾以养者也。《金匮》云：寸口脉弦而紧，弦则胃气不行，紧则恶寒，弦为水，紧为寒。寒水在肺，则荣卫不温而恶寒，治节不行，则水不道，小水不能通调，其身肿便难，时时鸭溏之矢，与夫寒疝腹中痛，医反下之，即胸①满短气，则殆矣。寒疝瘕即石水之类也，宜温不宜下也，使浊阴上攻，肿满短气也。《内经》言：肿满环脐痛，风根不可动。风根为阳，动之则乘阴；疝瘕为阴，动之则乘阳。皆精义②也。盖风水黄汗，脉浮且洪者，岂亦为死？惟少阴肾水，脉本沉者，忽焉沉之，无脉而反外出者，故主死耳。第依五者之脉，表里补泻之，则肿无不减，而胀无不退矣。故将嘉言之脉，删短为文，俾学易入门也，未识是否。

【选方论】

越婢汤　《金匮》治风水，恶风，一身悉肿，脉浮不渴，复自汗出，身无大热。取其通调荣卫，和缓之性，较女婢尤过之，而命其越婢名之也。麻黄甘热，石膏甘寒，合而用之者，为脾偏于阴，和以甘热；胃偏于阳，和以甘寒。乃至风热之阳，水寒之阴，凡不和于中土者，悉得用

---

① 胸：原作"月"，据《医门法律·水肿门》改。
② 精义：此后原衍"我"字，据《医门法律·水肿门》删。

之。何者？中土不和，则水谷不化其精悍之气，壅塞隧道，而不通表里。所以在表之风水用之，而在里之水兼渴而小便自利者，咸用之也，无非不害中土耳。不害中土，自足消患于方萌，抑何待水土平成乎？

防己黄芪汤　《金匮》治风水，脉浮身重，汗出恶风者。脉浮，表也；汗出恶风，表之虚也；身重，水客分肉也。防己疗风肿水肿，通腠理；黄芪温①分肉，补卫虚；白术治皮止汗；甘草和药益土；生姜、大枣辛甘发散。腹痛者，阴阳气塞，不得升降，再加芍药以收阴也。

防己茯苓汤　《金匮》治皮水为病，四肢肿，水气在皮肤中，四肢聂聂然②动者，防己茯苓③汤主之。前脉论中谓同一开鬼门，而标中之本则微有分，此方是也。若风水下郁其土气，则用白术崇土，姜、枣和中。皮水内合于肺，金郁泄之，水渍于皮，以淡渗之，故以茯苓易白术，加桂枝解肌，以其水散于外，不用姜枣和之于中也。况四肢聂聂，风在荣卫，触动经络，桂枝尤不可少也。

麻黄附子汤　**杏子汤**二方合论　《金匮》云：水之为病，其脉沉小，属少阴。浮者为风，无水虚胀者为气，水发其汗即已。脉沉者宜麻黄附子汤，浮者宜杏子汤。此乃少阴正水之病，其脉自见沉小，殊无外出之意。若脉见浮

---

① 温：原脱，据《医门法律·水肿门》补。
② 聂聂然：蠕动貌。
③ 茯苓：原作"黄芪"，据《医门法律·水肿门》改。

者，风发于外也。无水虚胀者，手太阴气郁不行也。风气之病，发其汗则自已耳。即脉沉无他证者，当仿伤寒少阴例，用麻黄附子甘草，荡动其水以救肾。若脉浮者，其外证必自喘，当仿伤寒太阳例，故用麻黄杏子甘草石膏，发散其邪以救肺，此治肺肾二脏之大法也。杏子汤未见，恐即麻黄杏子甘草石膏汤是也。

黄芪芍药桂枝苦酒汤　桂枝加黄芪汤二方合论　《金匮》云：黄汗之为病，身体肿，发热汗出而渴，汗沾衣，色如柏汁，脉自沉。此汗出时入水，浴水从汗孔入之也，芍药黄芪桂枝苦酒主之。黄汗之病，两足冷，如有物在皮肤中，状剧者不能食，身疼重，烦躁，小便不利，桂枝加黄芪汤主之。两症大同小异，前一症以汗出入水，抟于营，郁而成热，热盛则肿而发黄，热盛则耗其津液而作渴，故以用黄芪固卫，以桂枝本方加苦酒，引入营分，散其水寒之邪。但卫气虚多汗，不任发表，故不用姜、枣协助胃气，所恃者黄芪实卫之大力耳。后一方用桂枝全方，啜热稀粥助其得汗，发热用桂枝，多汗加黄芪也。其发汗已，仍发热，邪去不尽，势必从表解也，汗出转轻，身不重也。如腰以上有汗，腰以下无汗，阳通而阴不通，更宜黄芪固阳，桂枝通阴矣。又汗太过必伤卫，胸中之阳亦伤也，故身瞤胸痛，以此汤主之。黄汗与历节有别，阳火独甚于上为汗黄；阴水独积于下为两胫①冷。阳火盛于肌肉

---

① 胫：原作"胁"，据《医门法律·水肿门》改。

则发热，阴水寒及筋骨则历节，源同而流不同也。食已汗出者，与劳气相抟，散出为汗，使气门不闭，暮为盗汗也。甲错者，皮间枯涩如鳞缘。发热不已，热入肉分，必生恶疮，留结痈脓，俗名大包脓也。《内经》痛痹，逢寒皮中如虫行之状。小便不利，津液从汗越也；身体重，卫气不充分肉也；烦躁，胃气上熏心肺也；不能食，脾胃不能运化也。咸得治黄汗之法，尽发于此矣。

桂枝去芍药加麻黄附子细辛汤　枳术汤 二方合论

《金匮》云：气分，心下必坚大如盘，边如旋杯，水饮可作。心下，胃之上也。胃中阳气不布，则心下为饮水之阴占据，坚大如盘，阻其上下出入之道，故从边辘转也，总之阳气不伸所致。然有阴阳二候存焉，阳气虚而阴气乘之，结于心下，必用桂枝去芍而加麻黄附子细辛汤，共散胸中之水寒，即从少阴伤寒之法，温经散寒施治也。所以方下云，当汗出如虫行皮中即愈。可见胃中之阳不布，即胸中之阳亦虚，胸中之阳虚，并卫外之阳亦不固，故汗出时如虫行皮中，乃阳气滞涩之象，设非桂枝、麻黄、细辛协附子之大力，心下之水寒，能散走皮中乎？水寒散，斯重云见晛①，而心下之坚大者，豁然空矣。如阳邪自结于阳位，阴寒未得上入者，但用枳、术二味，开其痰结，健其脾胃，而阳分之邪阳解之，自易易耳。是以岐伯曰：肾

---

① 晛（xiàn 现）：日光。

者，胃之关也，关门不利，故聚水而从其类也。又曰：三阴结谓之水。三阴者，足太阴脾，手太阴肺，气结不行，即成水病。然水之源出自足少阴肾，惟恐足太阴脾之健运失职，则手太阴肺之治节不行，则足少阴肾之关门亦不开矣。三阴俱结矣，则不能散胃中之水上归于肺，而病于中；肺不能通胃之水道于膀胱，而病于上；肾不能司胃之关门，时其输泄，而病于下。所以胃中积水浸淫，无所底止耳。以致王海藏集仲景葶苈大枣泻肺汤而泻肺，十枣汤治伤寒痞连两胁①，欲借以治两胁积大如盘。以致后人治水之三化神佑丸即十枣汤加牵牛、大黄、轻粉，除湿丹即神佑丸加乳香、没药，玄青丹即神佑丸加黄连、黄柏、青黛，依样画葫芦，更改一二味，即成一方，不伤脾即泻肺，不泻肺即泻膀胱，乃致积水滔天，载胥及溺②，绝无一人追悔。又云：风劳鼓膈，实难医疗。游方人用草头方，偶尔医贫贱草食之人，百中或愈一二，反云官料不可服，岂不恨哉？此辈惑世，则致病家听信，而致延家求米如丐者，良可悲也。按前贤集水肿鼓胀门云，五鼓十水，最杂治法，使后学者无路入门。余以表、里、虚、实、寒、热六治，并喻昌《医门法律》，并纂仲景数方，先救其肺气之膹郁，而伸其治节，则膀胱之气化，而无阻绝之害矣，正所谓水出高源者是也。发明备用，临病自生心化

---

① 胁：原作"肩"，据《医门法律·水肿门》改。
② 载胥及溺：则全都淹没。载，则；胥，皆；溺，沉没。

裁，是所望矣。

七气厚朴汤论

厚朴姜汁炒，二钱　炙甘草　炒大黄一钱　枳实麸炒，六分　桂心五分

姜、枣，水煎服。如呕者加半夏三分。

医经曰：腹胀如鼓，浮肿以作，浮数实冷，七气厚朴。《测》①曰：处吾腹者，凡中气、谷气、胃气、脾气等，皆真气也。真气能升能降，在吾腹只作辘轳，必不作鼓。一旦以真气所驻之地，尽为邪气所有，自此而四海闭塞，三焦不泻，阴阳气道不通，盈中廓外，只见鼓不见辘轳，所以然者，邪气实故也。实为何物？气也、水也、瘀也、虫也，四者有一，已属难容，况有一便能树党，腹中有此，何啻②四凶！经曰：中满者，泻之于内。盖非幽门外无以安置之故，直以泻之一法，为放流诛殛③之地也。

【附方】

胃苓汤见泄泻门

葶苈大枣泻肺汤见喘门

金匮肾气丸见三消门

消风败毒散　治风水、皮水从表者，宜从汗解者必用

---

① 测：即《医经句测》，清代医家程应旄著。

② 何啻：何止，岂止。

③ 殛（jí）：杀死。

之剂。

人参　独活　柴胡　桔梗　枳壳麸炒　羌活　茯苓
川芎　前胡　甘草　荆芥　防风各一钱

水煎，加姜三片，食远服。此即人参败毒散、荆防败毒散
合用也。

〔批〕大蟾①丸　勿论单鼓、双鼓，一服即消。大蟾要雄者一只，
重六两，养瓮中，三日自去泥垢。用寸香、辰砂、硫、雄、红豆蔻、
巴霜、丁香各三分，各为末，入蟾腹内，以线缝口。用黄泥六斤，加
大蒜三斤，作二次捣入泥，晒干裹蟾，慢火煨一日夜，不使裂缝泄
气，取出为末，贮瓷瓶内。每服三分，好酒下。

调荣散　治瘀血留滞，血化成水，四肢浮肿，皮肉赤
纹，名血分。

蓬术　川芎　当归　玄胡索　白芷　槟榔　陈皮　赤
芍　桑皮　大腹皮　赤茯苓　葶苈　瞿麦各一钱　大黄一钱
半　细辛　官桂　炙甘草各五分

上作一服，姜三片，红枣二枚，水煎，食前服。

乌鲤鱼汤　治水气四肢浮肿。

乌鲤鱼一尾　赤小豆　桑皮　白术　陈皮各三钱　葱白
五茎

上用水三碗同煮，不可入盐，先吃鱼，后服药，不拘
时候。按：乌鱼暖胃行水，合之赤小豆、葱白以开鬼门、洁净府，
而白术、陈皮、桑皮清理脾肺，一种深心，殊可采用。

---

① 蟾：原作"蝉"，据下文改。

〔批〕后有俚人用鲤鱼、黑鱼，二法可作胀病服食调理。

〔批〕经验水肿服食方　鲤鱼一个，要重一斤三四两者，用瓷锋割开，去杂不去鳞。上好芽茶一两，填入鱼腹内，麻皮扎紧。入汤煮，去鳞并茶，即吃鱼肉，好酒过下，腹中水渐渐去也。按：鱼之性，治妄水泛溢，故子肿用鲤鱼白术汤，亦此意耳。

〔批〕又方　用黑鱼一个，内藏朴硝三钱，以线扎住，煮法如前。此方妇人甚验，要连鳞好酒过下，皆用葱、椒、淡水煮。

防己散　治水肿，如裹水在皮肤中，四肢习习然①动。

汉防己　桑皮　黄芪　桂心各一两　赤茯苓二两　炙甘草五钱

上㕮咀，每服五钱，水一大盏，煎至五分，去滓，不拘时服。

导水茯苓汤　治水肿，头面手足遍身肿，如烂瓜之状，手按而塌陷，手起随手而高突，喘满倚息，不能转侧，不得着床而睡，饮食不下，小便秘涩，溺出如割而绝少，虽有而如黑豆汁者，服喘嗽气逆诸药不效，用此即愈。亦尝验其病重之人，煎此药时，要如熬阿刺吉酒②相似，约水一斗，止取药一盏，服后小水必行，时即渐添多，直至小便变清白为愈。

赤茯苓　麦冬去心　泽泻　白术各三两　桑皮　紫苏槟榔　木瓜各一两　大腹皮　陈皮　砂仁　木香各七钱半

---

①　习习然：频动貌。

②　阿刺吉酒：烧酒的别名。《本草纲目·谷四·烧酒》："火酒，阿刺吉酒。"阿刺吉，蒙古语译音。

上吹咀，每服五钱，水二盏，灯草二十五根，煎至八分，空心服。如病重者，可用药五两，再加麦冬二两、灯草五钱，以水一斗，于砂锅内熬至一大碗，再下小铫^①内，煎至一大盏，五更空心服。滓再煎服，连进此三日，自然利小水，一日添如一日。

〔批〕野人方　治鼓。用墙上屋茅柴连泥，煎汤洗浴，日二三次。再用芫花升许，焙末，砂糖调生酒服，作三四次，立愈。

〔批〕一方　雄猪肚一个。白蔻七粒、葱白七个、豆蔻七分，为末，入肚内。再以青皮一分绵包，淡煮熟，去青皮，食肚尽，即愈。

〔批〕一方　雄猪肚一个，黄牛尿同酒煮熟，食之效。

见晛^②丸　治寒水气客于下焦，血气闭塞而成瘕聚，腹中坚大，久不消者。

附子去皮、脐，泡，四钱　鬼箭羽　紫石英各三钱　泽泻　肉桂　玄胡索　木香各二钱　槟榔二钱五分　血竭一钱半，另研　水蛭一钱，炒尽烟　京三棱五钱，到　桃仁三十粒，汤浸，去皮、尖，麸炒　大黄二钱，到，用酒同三棱浸一宿，焙

上十三味，除血竭、桃仁外，同为末，入另研二味和匀，用原浸药酒打糊，丸桐子大。每服三十丸，淡醋汤送下，食前温酒亦得。

〔批〕幽霜见晛，与夫层冰内结，必待阳和之令则解冻矣。

〔批〕探鼓方　用盐四两研碎，砂锅炒过，将绢袋包好，贴脐上

---

① 铫（diào 调）：煎药或烧水用的器具。
② 见晛：原作"见睍"，《诗经·小雅》："雨雪瀌瀌，见晛曰消。"

一宿。次早取看盐色，如臭者气鼓，红色者血鼓，潮湿者水鼓，黄色者食鼓。气鼓用木香六钱，郁金、槟榔、黑丑各三钱，黑丑生熟各半，共为末，临卧好黄酒调下五分。血鼓加槟榔六钱；水鼓加黑丑六钱，生熟各半；食鼓加郁金六钱、余三味各三钱，随症加味，一倍为君，依方用一两五钱，其效立见。凡症未过六个月半皆可治，百日内须静养调摄，戒恼怒、房事，并盐、醋、酱、发气等物。

小温中丸　治胀是脾虚不能运化，不可下之。

陈皮　半夏汤泡　神曲炒　茯苓各一两　白术二两　香附子不要烘晒　针砂各一两半①，醋炒红　苦参炒　黄连炒。各半两　甘草三钱

为末，醋、水各一盏，打糊为丸桐子大。每服七八十丸，白术六钱，陈皮一钱，生姜一片，煎汤吞下。虚甚加人参一钱，各用本方去黄连，加厚朴五钱，忌口。病轻者服七八两，小便长；病甚服一斤，小便始长。

导气丸　治诸痞塞，关格不通，腹胀如鼓，大便秘，小肠肾气等疾，功效尤速。

青皮用水蛭等分同炒赤，去水蛭　莪术用虻虫等分同炒赤②，去虻虫　三棱用干漆炒，去干漆　槟榔斑蝥炒，去斑蝥　赤芍川椒炒，去川椒　干姜硇砂炒，去硇砂　附子青盐炒，去青盐　茱萸牵牛炒，去牵牛　石菖蒲桃仁炒，去桃仁

各等分，剉碎，与所制药炒熟，去水蛭等不用，只再

---

① 一两半：原作"一两"，据《医门法律·水肿门》改。
② 赤：原脱，据《医门法律·水肿门》补。

以胡椒（用茴香炒，去茴香）与前药等分。上以青皮至胡椒等十味为末，酒糊丸如桐子大。每服五十丸，加至七十丸，空心苏叶汤下。按：方俱用峻药同炒，取其气不取其质，消坚破结，亦能斩关而入。然病久惫甚，用之必不能胜。病势已成，元气可耐，早用可以建功。

〔批〕又方治鼓胀　猪胰一只、去衣胡桃三十个、去衣砂仁六十粒，炒，研末，同切碎作饼。勿用盐、酱，煮熟服之，好酒下。一夕汗出，小便转矢气，痊愈。

〔批〕治水肿胡圣牧传　瓷器碗锋打碎如粉数升，煎汤洗浴，不可见风，汗出而愈。

温胃汤　治忧思聚结，脾肺气凝，阳不能正，大肠与胃气不平，胀满上冲，欵食①不下，脉虚而紧涩。

附子炮，去皮、脐　厚朴去皮，生用　当归　白芍药　人参　炙甘草　橘皮各钱半　干姜一钱一分　川椒去闭目者，炒出汗，三分

作一服，水煎，姜三片，食前服。

强中汤　治食前啖生冷，过饮寒浆，有伤脾胃，遂成胀满，有妨饮食，甚则腹痛。

人参　青皮　陈皮俱用白　丁香各二钱　白术钱半　附子炮，去皮、脐　草果仁　干姜炮。各一钱　厚朴姜制　炙甘草各五分

呕加半夏，伤面加莱菔子。水煎，姜三片，红枣二

---

① 欵食：当作"饮食"。

枚，不拘时服。按：二方，前方变附子理中，而加血分药兼理其下；后方用附子理中，更加香燥之药以强其胃，胃气虚寒者，亦可暂用一二剂。

秘方　治鼓胀，用向日葵子一个炒香，食尽胀消。

通苓散　治水肿。

猪苓　泽泻　白术　赤茯苓　木通　滑石　瞿麦
木瓜

加灯心，水煎。

枳壳散　治气肿。

枳壳　槟榔　大腹皮　葶苈　桔梗　款冬　桑皮
生姜

煎。

谷神散　治积肿。

陈皮　青木香　麦芽　神曲　香附　甘草　苏叶
砂仁

煎。

参苏饮　治膨胀。

人参　苏叶　赤苓　兜铃　麻仁　车前子　甘草
乌药

煎。

泽泻汤　治酒肿。

泽泻　茯苓　槟榔　牵牛　甘草　木通　枳壳
加灯心，煎。

加味八正散 治热肿。

木通　瞿麦　滑石　海金沙　萹蓄　大黄　山栀　车前　茴香　赤芍

苏风饮 治风肿。

防风　羌活　赤茯苓　柴胡　槟榔　天麻　木瓜　蔓荆子　白芷　甘草　川芎

水煎。

三香散 治湿肿。

紫叶　香茹　苍术　木通　枳壳　大腹皮　车前子　木瓜 香茹想误写的，想必是香茹

五皮饮 治气肿。

茯苓皮　桑皮　陈皮　大腹皮　五加皮

加甘草。

通关散 治诸般肿症。

泽泻　枳壳　防风　赤苓　木通　瞿麦　滑石　槟榔　车前　甘草　萹蓄　桑皮　葶子　海金沙

治黄肿胀散

当归　三棱　莪术　陈皮　青皮　枳壳　腹皮　乌药　苍术　半夏　香附　砂仁　柴胡　军姜①　肉桂　人参　甘草

为末或丸，每服一钱五分。

---

① 军姜：干姜的别名。

一方　治蛊胀。

三棱　莪术　陈皮　槟榔　青皮　黑丑　猪牙　干漆
两头尖　藿香　白术　皂角　紫苏　防风　猪苓　泽泻
等分为末，醋糊丸。气喘加丁香、葶苈，白汤下。

尊重丸　治鼓胀、水肿、气肿、喘、中满并加治之。

沉香　丁香　槟榔　车前子　葶苈　胡椒　木香　滑
石　海金沙　赤苓　白豆蔻　菔子　郁李仁　白术　青皮
枳实　白丑

姜汁泛丸，每服三钱，日三。

一方　治头面手足俱胀，名双鼓。

陈皮　青皮　枳壳　桔梗　厚朴　芝苓①　泽泻　半
夏　木瓜　蓬术　木通　赤苓　菖蒲　白术　白芷　麦冬
加灯心、姜、枣，煎。

香平散　治气肿。

三棱　蓬术　木香　香附　牵牛　苍术　甘草　厚朴
陈皮等分

为散，姜汁调下。兼治水肿、血鼓

单方　用猪肚苏［一］个，入虾蟆苏［一］只，又以
大蒜藏满，以线缝之。将童便煮熟肚子，去虾蟆，炙燥为
丸服。如腹中雷响，立效。

〔批〕又方　用独头蒜二斤半，入猪肚中，煮烂，淡食之，神效。

---

① 芝苓：疑为“猪苓”。

〔批〕小儿质具①肿如灯，内有水，名鸡灯疳。用地肤草煎汁，再入朴硝、滑石末，净患处，立效顷刻。

〔批〕病后水肿，用蝼蛄一个打烂，入鸡蛋中煮熟食，其水立退。不消，四个苍耳草煎汤净。

单方　用鸡矢汤亦验。

又方

陈香橼苏［一］山［两］　　木香紫［三］钱　枳壳一两，麸炒　砂仁香［八］轻［钱］

为末，空心服三钱，韭汁或车前汁、车前子煎汤调下。

实中理气丸　治虚鼓胀。

枳壳来［十］山［两］，去穰、子。每入巴豆三粒，线扎好，醋煮熟，去豆　皂角一升，醋煮　香附六两，童便炒　乌药蘽［六］山［两］，麸炒

为细末，醋糊丸。每服一钱半，空心好酒送下。

一方　治肿胀。

破蒲扇存性　续随子　琥珀　甘遂

每服一钱，新者间服。

十仙夺命丹　治杨梅核气、膨胀气块、心腹疼痛、经水不调、食积、气积、冷积。

三棱　莪术　木香　沉香　丁香　没药　川芎　苦葶苈　皂角　巴豆去油

---

① 质具：形体器物，此处指阴囊。

为末，枣肉为丸如樱桃大。每服一丸，空心冷水送下。

金蟾散 治气鼓大。虾蟆一个，用砂仁推入口中，入腹，盐泥裹，煨煅，烟尽取出，候冷去泥。为末，作一服，或酒或盐汤下。

又方 虾蟆二只，用猪肚并酒煮烂熟，去虾蟆食之，外用砂仁末蘸。

退鼓末

母丁香紫 [三] 轻 [钱] 广木香满 [五] 钱 三棱 青皮 穿山甲 沉水香 贯众各藿 [六] 轻 [钱] 当归苏 [一] 山 [两] 片姜黄 白芥子 玄胡索 豆仁 砂仁 枳壳各满 [五] 轻 [钱]

或丸或末，清晨服二钱，白汤下。

洗浴法

菱杆 竹屋茅柴 白螺壳 杨柳须 旧蒲瓢 香樟木 金银花

不拘多寡，煎汤洗浴，绵被盖好，令发汗。

吸气仙方 治水鼓。

西瓜藤畦 [二] 轻 [钱] 豨莶草苏 [一] 轻 [钱] 满 [半] 活血草 马兰草轻 [钱] 苏 [一] 陈香橼一只 冬青叶圃 [七] 片 茅草根 艾 紫苏 陈皮 大腹皮 生地俱一钱 桔梗七分 广木香满 [五] 轻 [钱] 黑豆气 [四] 来 [十] 粒

先用石中黄一钱、酥合油苏 [一] 山 [两]、人乳一钱、百草霜①五分，入瓷器内煎至将干，并入煎药共一处。再入生豆腐浆半斤、煮酒香［八］山［两］、靛青八两，共入小口瓷瓶内隔汤煮，三炷香过取，埋土内一宿，五更取出，仍隔汤煮滚。开瓶口，吃气二十四口，至晚亦吃十二口，三日即愈。

〔批〕治诸肿围药方　五倍子一味炒为末，醋调糊敷患处，须留一头，如干，用醋刷上。

前阴诸疾论

小便诸因，《内经》云皆属于肝，与督脉、三焦、膀胱所主，以其肝脉过阴器，所主病遗溺、淋闭。又云督脉入系庭孔②，男子循茎下至篡③，生病遗溺、痔瘘。又云三焦下输，名曰委阳，并太阳经下络膀胱约下焦。实则癃闭，虚则遗溺；膀胱不利为癃，不约为遗溺。然详释经义，五脏皆足致之，何则？经曰：饮食入胃，游溢精气，上输于脾，脾气散精，上归于肺，通调水道，下输膀胱。此人气升降，决渎之由也。如脾胃气虚，不能散精上升于肺，盖不升则不降，湿热下流，则为淋闭，此淋闭之由出于脾胃也。如肺气虚不能通调，或为湿热所滞，失其清肃下降之令，不能通调，此淋闭之由出于肺也。故云水出高源，又云天气下为

① 百草霜：又称锅底灰，为杂草经燃烧后附于锅底或烟筒中所存的烟墨。
② 庭孔：正中直孔，即溺窍。
③ 篡：亦作"纂"。旧释谓会阴，今人考当指肛门。

雨，正所谓也。膀胱者，州都之官，津液藏焉，气化则能出焉；三焦者，决渎之官，水道出焉。皆与肾为表里，故藏水者膀胱，而出水者非膀胱，乃三焦与肾也。三焦肾气热甚，则阴气不化，小便为之不利，所谓至阴虚则天气绝，至阳虚则地道不通，此淋闭之由出于三焦与肾也。肝主疏泄，前阴者，宗筋之聚所，肝经湿热内关，则泣涩不宣，甚则闭绝；肝虚津液不生，则不能化水，而为之闭，此淋闭之由出于肝也。心合小肠，小肠主泌别清浊，寒湿客于下焦，小肠之下口为大肠之上口，名曰阑门，入气不化，其小肠失泌别之令；或心与小肠热甚，移热于膀胱，为淋为溺血，此淋闭之由出于心与小肠也。由此观之，膀胱一贮水之器耳。若膀胱自病，则治膀胱，若病兼诸脏，岂用一分渗利可愈哉？此小便诸因之验，淋闭、遗溺浊可一以贯之，虽病有分别，不得详列病状治法，然道乎此，可概举矣。

诸淋，仲景云淋家不可汗，故无表证。故用荆芥一味升提之，每用一二两煎汤服，以愈为度。

夫淋之为病，肾虚而膀胱热也。其症小便涩痛，常急欲溺，及去点滴，茎中痛不可忍者是也，有气、膏、石、劳、冷、血之异。气淋者，由气滞而发，小便坚满，气胀少出，沉香丸、木香流气饮主之。膏淋者，下如脂油，由败精塞道成之，亦有湿热下流者，宜磁石丸、六味丸、菟丝子丸、鹿角霜丸之类。石淋者，下如砂石，乃膀胱蓄热之久，尤汤罐久在火上，底结盐石，万滚砂①之状，最难治疗，必用其神效琥珀散，即用万滚砂为末，每服二三钱，白汤下，亦妙。劳淋者，劳倦即发，由肺气虚也，补中益气汤、地黄丸之类。血淋者，尿血下痛，由心与小肠热甚，迫血下流胞中，与溲俱下，如不痛，作溺血治之。血淋用牛膝膏、火府丹、导赤散，若血色瘀者，又宜温药治之。大约久病者，作虚治之，补中益气汤、归脾汤、十全大补汤、养荣汤、八味丸选用可也。

外此，更有癫淋恶疾，皆生于妇人。或因新产交接太甚，而致子宫癫出为淋者；或因难产费力，不能收上而癫淋者；又有五不女之中，角病如男子阳物者；有少年妇人湿热顽痰，据住子宫癫出者。此最难治之症，臭水淋漓，蔓延岁月，而致于不起而死也。

一法　用荆芥穗、藿香、臭椿皮，煎汤熏洗有功，服药惟升提为主。

【附方】

沉香散　治膏淋，脐下妨闷不得快利。

沉香　陈皮去白，焙　黄芪各七钱半　瞿麦三两　榆白皮韭子炒　滑石各一两　黄芩　炙甘草各半两

上细末，每服二钱，食前清粥饮调服。

---

① 万滚砂：即水垢。

沉香丸

沉香　肉苁蓉酒浸，切，焙　荆芥穗　磁石火煅，醋淬三七次　黄芪　滑石各一两

上末，蜜丸如桐子大。每服三十丸，温酒送下。

木香流气饮

藿叶　木香不见火　厚朴姜制　青皮　香附便浸　麦冬去心　白芷各三分七　甘草炙，二分半　陈皮去白，五分　大腹皮乌豆汁洗　木瓜　人参　莪术炮　丁香不见火　半夏浸，各一分　赤茯苓　石菖蒲各一分半　草果仁二分半　紫苏　槟榔　白术　肉桂　木通各三分　沉香三分七厘

加生姜三片、大枣一枚，水煎，温服。

磁石丸

泽泻　肉苁蓉　磁石二味同前制法　滑石各一两

制丸，每服三十丸，温酒下。

六味丸 见劳怯门

沉香散　治气淋，多因五内郁结，气不舒行，阴滞于阳，而致壅滞，小腹胀满，便尿不通，大便分泄，小便方利。

沉香　石韦去毛　滑石　王不留行　当归各五钱　葵子　白芍各七钱半　甘草　橘皮各二钱半

为末，每服二钱，大麦汤下。

菟丝子丸

菟丝子水淘去尘，酒浸，蒸，焙　桑螵蛸炙。各半两　泽泻二钱五分

为末，蜜丸桐子大。每服二十丸，空心米汤送下。

大菟丝子丸　治肾气虚损，五劳七伤，脚气酸疼，面色黧黑，目眩耳鸣，心忡气短，时有盗汗，小便滑数。

菟丝子净洗，酒浸　泽泻　鹿茸去毛，酥炙　石龙芮去土　肉桂去皮　附子炮，去皮。各一两　石斛　熟干地黄　白茯苓　牛膝酒浸一宿，焙干　川续断　山茱萸　肉苁蓉酒浸，切，焙　防风　杜仲炒，去丝　补骨脂酒炒　荜澄茄　沉香巴戟　茴香炒。各三两　五味子　桑螵蛸酒浸，炒　覆盆子去枝、叶、萼　芎䓖各五钱

上为细末，酒煮，面糊丸如桐子大。每服二十丸，空心温酒、盐汤任下。

鹿角霜丸　膏淋。

鹿角霜　白茯苓　秋石①等分

为末，糊丸如桐子大。每服三十丸，米饮下。

神效琥珀散　治石淋，水道涩痛，频下沙石。

琥珀　桂心　滑石　大黄微炒　葵子　腻粉　木通　木香　磁石火煅，酒淬七次，细研水飞。各五钱

为末，每服二钱，灯心葱白汤调服。

---

① 秋石：为人中白和食盐的加工品，成分为尿酸钙和磷酸钙。

补中益气汤 见气门

地黄丸 治肾虚劳淋，膀胱结淋涩。

生地切，焙　黄芪各一两半　防风　远志甘草水煮，去心
伏神　鹿茸去毛，酥炙　黄芩　瓜蒌各一两　人参一两二钱五
分　石韦去毛　当归焙。各五钱　赤芍　戎盐研　蒲黄　炙
甘草各七钱半　车前子　滑石各二两

为末，蜜丸桐子大。每服二十丸，食前温酒、盐汤
任下。

牛膝膏 治死血作淋。

桃仁去皮，炒　归尾酒洗，各一两　牛膝四两，酒浸一宿
赤芍　生地酒洗。各一两半　川芎五钱

以甜水十钟，慢火煎至二钟，入麝香少许，分作四次
空心服。如夏月用凉水换，此膏不坏。

火府丹 治心经蕴热，小便赤少，五淋涩痛。

黄芩一两　生干地黄二两　木通三两

为末，蜜丸如桐子大。每服五十丸，木通汤下。一方有
甘草

琥珀散 治石淋，涩痛不可忍，有脓血出。

琥珀　海金沙　没药　蒲黄各一两

研末，每服三钱，食前萱草根煎汤调下，日三服。

导赤散 治心虚蕴热，小便赤淋，或成淋痛。

生地黄　木通　甘草等分

为末，每服三钱，入竹叶七片同煎至五分，食后温

服。一本用黄芩，不用甘草。

归脾汤

白术　伏神　黄芪　龙眼肉　酸枣仁拣净，炒。各七钱半　人参　木香各二分　炙草钱五分　生姜一钱　大枣一枚

水煎，不拘时温服。

十全大补汤见劳怯门

人参养荣汤　治脾肺俱虚，发热恶寒，肢体瘦倦，食少作泻等症。若气血虚而变见诸症，勿论其病，勿论其脉，但用此汤，其病悉退。

白芍一钱五分　人参　陈皮　黄芪蜜炙　桂心　当归白术　炙甘草各一钱　熟地黄　五味子炒，杵　茯苓各七分半远志肉五分，去心

上姜、枣、水煎服。

八味丸见喘门

〔批〕治下疳方　橄榄核灰、青黛、柏末、花粉共研细末，掺患处，内服清凉利水之剂，立愈。

遗溺小儿虚寒者最多。附小便黄赤①

《素问》曰：手太阴之别为列缺，虚则小便遗数。又云：水藏不止者，是膀胱不藏也。责在上，肺虚；责在下，膀胱与肾、三焦虚也。东垣云：小便遗失者，虚寒

---

① 附小便黄赤：原无，据原书目录补。

也。由此观之，虚寒者为多耳。上虚用补中益气汤，重用参、芪。而下虚以涩药固其脱，益肾为主，家韭子丸，或有热者，知柏白薇散。然十中无一二，寒者为多。忍尿行房，涩数小便，宜生料五淋散，吞八味丸。有老人小便数，亦有多且长者，无害。俗语云：夜嘈嘈者，参芪大补，八味丸亦不可少。然而老人小便短少亦为不宜，必致病也。伤寒小便数者，虚寒也，桂枝加附子汤主之。此汤治伤寒中风，发汗太过，遂漏不止，复被风袭，小便难，四肢微急，难以屈伸。娄全善云：男子遗溺，不觉脉洪大盛，以黄柏、知母、杜牛膝为君，青皮、甘草为臣，木香为佐，肉桂少许为使为反佐，以取之之法，服数帖，大效。

【附方】

补中益气汤 见气门

家韭子丸　治少长遗溺，及男子虚剧，阳气衰败，白浊梦泄。此药补养元气，进美饮食。

家韭子炒，六两　鹿茸四两，酥炙　肉苁蓉酒浸　牛膝酒浸　熟地黄　当归各二两　菟丝子酒浸　巴戟去心，各一两半　杜仲　石斛　桂心　干姜各一两

为末，酒糊丸如桐子大。每服五十丸，加至百丸，空心食前盐汤、温酒任下。小儿遗尿者，多因胞寒，亦禀受阳气不足也，别作小丸服。

〔批〕小便如浆水奇方　用明矾为细末，饭糊为丸，每服五分，

日三服。

千金翼白薇散　治尿出不知时。

白薇　白芍药等分

为末，温酒调，空心食前服方寸匕，一日三次。

五淋散见尿血门

八味丸见喘门

又五淋散　治膀胱有热，水道不通，淋涩不止，脐腹急痛，或尿如豆汁，或沙石、膏淋、尿血并皆治之。

山茵陈　淡竹叶各一钱　木通　滑石　甘草炙。各一钱五分　山栀仁炒　赤芍药　赤茯苓各二钱

水煎一钟，食前服。

白薇散

白薇　白芨　白芍药等分

为散，每服二钱，粥饮调下。

小便黄赤

经云水液混浊属热，尤天道亢旱，水液混浊也。又云小便黄，腹中有热，肝家有热之故。指航云：思想不得卧，脾元伤矣，脾中黄液下流也。胃热则消谷善饥。消渴见论，故不赘。经云：中气不足，小便变。又云：肺气不足以息，溺色变。又云：肾脉不足，胁①清脊痛，小便变。此三者虚而且寒也。虚者补之，参、芪、桂、附之属，然非

---

① 胁（miǎo 渺）：季肋之下，夹背两旁空软处。

足寒脉细者不可用也。

小便不通附妊妇转胞

小便不通有四。因有气虚者，经云，膀胱者，州都之官，气化则能出焉。气虚不化，故不通也，四君子汤加升麻。有血虚者，盖血即津液之属，虚则津液燥，而溺道不利，故不通也，四物汤之类主之。有实热者，大小便皆不通，当利之以八正散，大便通而小便不治自通也。有痰气闭者，法当吐之，二陈汤加木通、香附探吐之，以提其气，气升则水自降也。丹溪云：二陈汤加升麻，能使大便润而小便长，亦此意耳。譬如滴水之器，必上窍通，下窍之水出焉。更有老人气血虚而小便少者，四物加参、芪，吞滋肾丸。若下焦血气干枯，小便如油者，死不治。以小便倾在水中，面上有油，五色泛烂之者为是。丹溪用吐法，乃急则治其标也，若不分虚实概用之，恐未尽善也。夏天汗多小便短者，此为常耳。如汗多而小便涩者，为脾土枯燥，滋腴将尽，不能生泽，十□□□□①或益血养荣汤温补之也，不可过与渗□□□②之药。盖汗为心液，心主血，养血则心得所养，汗止则津生，不待通利，而便长且清也。故诸失精血、疮疡溃后小便涩者，以其枯竭之故也。

---

① 十□□□□：疑为"十全大补汤"。

② 渗□□□：疑为"渗湿通利"。

指航治张耀甫，年愈六十，续娶少艾①为室，致病头眩，呕吐不能食，转动则发晕，六脉□□，□□如油如血②，日夜不满碗许，待死而已。□□□□儿少妇，勉以竹叶石膏汤倍加人参，清胃止呕之法，不数剂而愈。

孕妇小便不通者，名曰转胞。〔批〕蒲公英打汁服，立通。以其元气虚，不能举胞，遂致胎压膀胱之上，折其溺系而不能出。若服过利水之药，不见其效，必用八味地黄丸补其命门。盖此处乃系胞之所也，肾虚则坠而□。

① 少艾：指年轻美貌的女子。
② □□如油如血：疑为"小便如油如血"。

血病附痰涎血、血汗、蓄血、溲血、便血、鼻血、舌血、耳衄、齿衄、下血肠风脏毒①

经云：营者，水谷之精气也，调和五脏，洒陈六腑，乃能入于脉也。源源而来，生化于脾，总统于心，藏受于肝而灌溉一身，五官四肢，咸得之以运。是以升降出入，濡润宣通，皆血之使也。然生化旺，诸经赖之以长养，衰耗竭，百脉由此而空虚，可不谨养哉？若夫劳心过度，则心气虚而不生血，故肝无所受，加之暴怒伤肝，则气逆而肝不能藏血，故血无所归。又因房劳耗力，以致阴火沸腾，血从火逼，则错经而妄行也。是以从肺上溢于鼻者而为衄血，从胃上溢于口者而为吐血。有咯血、唾血者，又兼于肾也；咳血、嗽血者，而兼于肺也。有痰中带血丝者，或从肺，或从肾来也。大抵血从下流者为润下，易治；血从上溢者为炎上，难治，此其大法也。然亦有表、里、虚、实、寒、热六字之别。先云表证，略举数端而言之。仲景寒伤营血，外症有恶寒发热、脉浮紧、无汗头痛

---

① 附痰……脏毒：原无，据原书目录补。

尚在者，表未解也，当发汗，仍以麻黄汤加益血之味，无不愈者。谓其表未解，故云夺汗者无血也。又云，亡血家不可发其表，汗出则寒栗而振，此指久病而言也。丹溪云：湿郁经络能致血者，因病者久卧湿处，而不免于房劳，损伤肾肝所致也，用平胃散加淡渗之品，使经络之郁通，血自归经也。〔批〕孝子守灵，若卧湿地，或房室近湿处，亦有之也。又云：暑热能致血者，谓热伤元气，而气虚不能摄血，以清暑益气汤加益血之药，或茅花汤加炒黑香薷，使气引血随，自归经也。以上三条皆表症，不可先用止血滞膈之药，先以治表，后顾其里是也。

仲景云：心气不足，泻心汤下之。心气既然不足，何不曰补心，而曰泻心者何也？盖心者，君主之官，其包络为心主之宫城也。为阳明与相火两相夹攻，而心气愈虚，非将军戡定祸乱，其宫城安堵如故乎？用大黄泻胃，黄芩泻肺，黄连泻肝，虽名泻，诚为补也，善饮火酒者宜之。薛既阳先生用三制大黄为丸，深得泻心之妙用。又云：病人胸满唇萎，舌青口燥，但欲漱水不欲咽，无寒热，脉微大来迟，腹不满，其人言我满，为有瘀血。病者如热状，烦满，口干燥而渴，其脉反无热，此为阴伏①，是瘀血也，当下之，桃仁承气汤；发黄者，茵陈将军汤、蒯氏乌金丸。凡血溢、血泻、诸蓄妄证，始固当桃仁、大黄行血破

---

① 伏：原作"状"，据《金匮要略》改。

瘀之剂折其锐气，然失血须下之者，可施之于蓄妄之初。亡血虚家不可下之者，盖戒之于亡失之后也。然亦有虚寒者。夫气虚夹寒，阴阳不相为守，所谓阳虚阴必走，外证必有寒冷之状，或平素畏怯寒冷，法当温中，如理中汤加南木香，或干姜甘草汤。《直指》云：血遇热则宣流，止血多用寒凉之语，则误世多矣。有饮食伤胃，或虚寒不能传化，其气逆上，亦令吐血，木香理中汤，亦用干姜甘草汤。《三因方》云：患人身果受寒气，口受寒物，邪入血分，得冷则凝，不归经络而妄行者，其色必黯黑，面色白而夭，其脉必微迟，其身必清凉，不用姜、桂而凉血之药，殆矣。经云：阳生阴长，相倚而成。古人脱血者补气，用独参汤一味加童便，盖有形之血须赖无形之气以生也。兼之血源生化于脾，故云，饮食入胃，游溢精气，上输于心，入心取汁，变化为赤，而藏于肝也。一切血症、血虚，皆当调理脾胃。昧者概用四物，胎产、老弱、病后，阴寒腻膈，往往增病，法当忌也。

缪希雍治吐血有三要：一曰宜降气不宜降火。气有余便是火，气降则火降，而血随气行，无越上窍之患矣。降火必用寒凉之剂，反伤胃气，胃气伤则脾不能统血，血愈不能归经矣。二曰宜行血不宜止血。血不循经络者，气逆上壅也。夫血得热则行，冷则凝，血凝则发热恶食，及胸膈满，病日沉痼矣。三曰宜养肝不宜伐肝。经云：五脏者，藏精而不泻者也。肝为将军之官，主藏血。今吐血者，肝失其职也。养之则血平而血有所归，伐之则气虚而不能藏血，血愈不止矣。今医治血病者，大患亦有三：一则专用寒凉，如芩、连、青黛、柿饼灰、四物汤、知、柏之类，往往伤脾作泻，以致不救。一则专用人参，肺热还伤肺，使咳逆为甚，以致不救。亦有用参愈一者，盖此是气虚喘嗽，不由阴虚火炽而致，亦百无一二也。故用白芍、炙草以制肝，枇杷叶、薄荷叶、麦冬、橘红、贝母以清肺，米仁、山药以养脾，韭菜、番降香、真苏子以下气，青蒿、鳖甲、银柴胡、丹皮、地骨皮以补降清热，枣仁、茯神以养心，山药、枸杞、牛膝以补肾，此累试彻验之也。然无骤补之法，非多服药不效。病者欲速其功，医者张惶无主，百药杂用，以致殒命，覆辙相寻而不悟，悲夫。

血因治法

夫人卧血归于肝，肝受血而能视，足受血而能走，掌受血而能握，指受血而能摄也。

怒而动血，《素问》云：大怒则形气绝，而血菀于上，使人薄厥。又云：怒则气逆，甚则呕血。

痰涎血，《准绳》云：痰涎血者出于脾。葛根、黄芪、黄连、芍药、甘草、当归、沉香之类主之。

呕血，《素问》云：呕血出于胃。丹溪曰：实者，犀角地黄汤。仲景云：虚者，小建中汤主之。海藏云：血逆上行，变而下，为恶利者，顺也。

一应血上溢之症，苟非脾虚泄泻，羸瘦不禁者，皆当以醋制大黄和生地汁，及桃仁泥、牡丹皮之属，引入阴分，使血下行，以转逆而为顺，此妙法也。下行之后，以薏苡、百合等气味淡薄，西方兑金之本药，以其衰而调之，自不再发。

劳心吐血，用莲子五十粒、糯米五十粒即百粒何妨研末，温酒调下，及天门冬汤。

劳力吐血，苏子降气汤加人参、阿胶。

怒气伤肝吐血者，鸡苏丸。

饮食伤胃吐血，理中汤加鸡距枳椇子、干菊花、茅花。古方用红枣、百药煎①煅为末，米饮调下二钱。

饮烧酒伤吐血，三黄汤主之。即泻心汤

内损吐血下血，或饮酒太过，劳伤于内，其血出如涌泉，口鼻皆来，须臾不救，即死。勉用人参一二两，童便冲服，或有生者，然殆者多。或用侧柏叶蒸，焙苏〔一〕两满〔半〕、荆芥穗烧黑、人参各一两，为细末，入飞罗面一钱，新汲水调如稀粥，不拘时啜服。

急欲止血方 用血余灰畦〔二〕钱，白汤化阿胶二钱，再加入童便、藕汁、生地汁各一杯，仍用吴去尘墨②浓磨，顿温服。

———

① 百药煎：为五倍子同茶叶等经发酵制成的块状物。
② 吴去尘墨：明代制墨名家吴去尘所制之墨，人称"金章玉质，尽艺入微"，时值白金三倍。

九窍出血，南天竺煎浓汁，或发膏。用壮人发来〔十〕斤，皂角水洗净，晒干，再以甘草水净，晒干，填于新瓮内，倒覆地上。先掘一潭在下，四围用土吉①，藏柴碳并糯糠②在内，煨一昼夜，成膏取出，去未过之发，再在铁锅内烧之，复如膏滋，揉之则软。先用真川椒苏〔一〕山〔两〕，并油熬香，次入发膏，外用侧柏叶一斗，炒六七次，要搓出叶筋为妙，为末，加入发膏中，揽匀冷定。研末，桂圆肉藿〔六〕山〔两〕，同炼蜜为丸。每服三钱，发时服神效。治吐血第一妙方，诸血症亦可用。又治有时吐血时止，随即无事，数日又发，经年不愈者。

血竭者，吐血人发渴名之也。十全大补汤，或黄芪、人参、五味、地黄、麦冬、葛根、枇杷叶，量胃气虚实而用之。

柏叶汤 治吐血不止，仲景之方也。因柏叶西向，禀兑金之气而生，可制肝木。木主升，金主降，以其升降相配，夫妇之道和，而血得以归宁于肝家矣，故以为君。

白血必死。非真白也，以其似肉非肉之色也。人参蛤蚧散，治二三年喘嗽脓血，满面生疮，遍身黄脓。

打扑损伤吐血，先以止药止之，后用归尾、红花、赤芍、黑荆芥、阿胶、丹皮、紫金藤、大黄、滑石煎汤，调真降香末，并白及末、蒯氏乌金丸更妙。

---

① 吉：当作"墼"，未烧的砖坯。
② 糯糠：稻谷辗磨后脱下的外壳。糯，当作"耆"。

试血法，吐在水盆，浮者肺血也，沉者肝血也，半沉半浮者心血也。各随所见，以羊肝、肺、心煮熟，以白及末蘸食之。

脉芤为失血，涩为少血；滑、小、弱、浮、缓者生，实、大、弦、长、数、坚强者死。吐血之后，潮热咳嗽，一侧眠不得卧者，不治。

诸血症，身热脉大，为邪气胜也。冬月可用麻黄汤加益血之品，如夏秋见之，不治。身凉脉静，正气复也，易治。

叔和云：微数之脉，切不可灸。又云：脉数忌灸，灸之必变为吐血。余曰：可灸鬲舒①穴。

血汗

血从毛孔出，名曰肌血，又名血汗。用人中白不拘多少，用新瓦上焙干，研令细，每服畦[二]轻[钱]，入寸香少许，温酒调下，外以发灰为末畬之。如未效，再以郁金末水调，鹅翎扫之，即止。

蓄血

《准绳》云：衄血，蓄血上焦。《活人》云犀角地黄汤主之。若在心下，手不可按者，蓄血在中焦，仲景用桃仁承气汤下之。若在脐腹，小肿大痛，此蓄血在下焦，仲景用抵当汤、生漆汤主之。若登高坠下、重物撞打、箭簇刃

---

① 鬲舒：当作"鬲俞"。鬲，通"膈"。

伤，停积郁血不散者，须分上中下三焦治之。亦有以小便同酒煎治之者。易老犀角地黄汤治上，桃仁承气汤治中，抵当汤治下，或四物汤加穿山甲煎服。治虚人不禁下者，有蒯氏乌金丸之妙用也。

血菀汤 治七情郁结，盛怒呼叫，或闪挫，致瘀血停滞，一应饥饱劳力皆能致之，其脉沉涩而芤，胸膈常有痛处者是也。

便制香附二钱 丹皮 赤面 通草 穿山甲 真降香 苏木 山楂 大麦芽各一钱 红花七分

水、酒同煎服，再加桃仁泥七分、韭汁半杯，和匀，通口服。

指航云：此候往往得之于劳伤过极，挥拳堕马，勉力举重，以致血菀于上，甚则呕血，否则积于胸膈胞络之间，或吐出紫黑成块。庸人作阴虚吐血治之，而不用血菀汤，为大错矣。更有新产妇人，与强阳交接，而致瘀血渗入胞络，筋无所养，痿而着床，经年累月不起，成痿痹之病。不思去瘀，其新血何由而生？筋无新血之荣，虽日服滋补荣筋汤药，终无济于斯疾矣。经云，瘀血一息不去，新血一息不生，此之谓矣欤！

溲血 便血

《准绳》云：痛者为血淋，不痛者为溺血。《素问》

云：心包移热于膀胱，则癃①而溺血。又云：悲哀太甚，则胞络绝，数溲血也。溲血、便血及血淋，虽有前后阴阳之分，其于受病之源，惟此三者为要，故止血之药，无越于数十种，引导佐使，各走其乡者为异耳。先与生料五淋散合四物汤。若服不效，其人素喜色欲，不及化精而成血也。仲景云：淋家不可汗。故无表证，以补为主，宜五淋散和胶艾汤，吞鹿茸丸，或八味丸，或鹿角胶丸，神砂妙香散和五苓散，吞二项丸子。若小便清后有数点血者，五苓散加赤芍药一钱，亦有加砂仁。色红却无淋痛，仍属虚症，照前色欲虚治。

〔批〕治尿血药酒方　用扁柏子、车前子、花粉等分，入淡酒一瓶煨熟，量饮。

〔批〕血剪②痔所云肠血，诚内痔也。用田螺二个，皆去靥③，用冰片分许在内，再以靥盖好，剪去臀④。将螺纳在肛门中，缓缓送入，候螺臀中水尽，再换一个，立愈。

〔批〕陈米一升二合，槐花四两，松萝四两，真砂糖四两，雄猪胆四个，蒸熟拌药。

〔批〕溲血及崩漏方沈令藩传　用牡蛎为末，砂糖炖热，调酒下，分两随症轻重量用。

〔批〕妇人砂淋方　苧头根一斤，同红枣斤半煮熟，吃枣子。

---

① 癃：原作"瘴"，据《素问·气厥论》改。
② 剪：当作"箭"。
③ 靥（yè 叶）：当作"厣（yǎn 掩）"，螺类介壳口圆片状的盖。
④ 臀：尾部。

止血方 《养生主》云：治尿血，黄金散。

槐花拣净　川郁金各一两

共为末，每服二钱，煎淡豆豉汤调下，无时，立效。

又方　发膏二钱，茅根、车前草汁煎汤调下。

又方　家刘寄奴打汁服。

又方　夏枯草炒黑，为末，米饮或凉水调下。

又方　治妇人血崩。贯众一个，瓦上焙存性，为末，砂糖调服紫［三］轻［钱］，立愈。

又方　制首乌苏［一］两、生甘草紫［三］轻［钱］煎服，立愈。

肠红方

淮棉花子炒黑

为末，乌梅肉丸。每服畦［二］轻［钱］，空心白汤下。

又方　淮棉花子（炒，去壳）取紫［三］山［两］、侧柏叶（炒黑）气［四］山［两］，柿饼为丸，清晨白汤下四五钱。

又方　炒黑方八①畦［二］轻［钱］，柿饼为丸，作二十服，空心白汤下。

鼻衄

经云：阳明厥逆，喘咳身热，善惊，衄血吐血。心为阳

---

① 方八：疑为"巴豆"。

明之表。善惊者，因阳明有病使然也。《三因方》云：外因衄血，因伤风寒暑湿，流传经络，涌泄于清道之中而致者。愚意既因外来者，表未尽也，药必清散，而滋养止血之剂未敢先用，故用炒黑白芷并荆芥穗，轻发散之品汗之，仲景所谓夺汗者无血也。内因衄血，因积怒伤肝、积忧伤肺、劳思伤脾、暴喜伤心、不得志者伤肾、皆能动血，随其脏气而上升，以致衄血也。宜循其脏之虚处，而佐使止血之药可也。不内外因之衄血者，或饮食过饱、炙煿辛热，勉力持重，坠随车马，打扑损伤，经所谓阳络伤血，外溢而致之也。东垣云：衄血出于肺，鼻者肺之外候，故云出于肺。外无表证，以犀角、升麻、山栀、黄芩、白芍、生地、紫参、阿胶之类主之。《准绳》云：鼻通于脑，血上溢于脑，以从鼻出，正所云阳络伤之候，宜茅花汤，调止血散。血音衄

一方　用贯众、柏叶、黄芩、黑山栀，砂糖调如膏滋，每三大匙，食远白汤下。

一方　用磨油滴入鼻中。

一方　茅花、芍药对半，尤稳。

一方　以糯米炒黄，为末，新汲水调二钱。

一方　用胎发烧灰，细研，水服方寸匕，并吹鼻中。乱发膏亦妙。

一方　蛀竹屑，水乳调服。

一方　母乳滴入鼻中即止，竟可除根。

一方　白及末，新汲水调下，神效。

一方　用萝卜汁滴入，亦可。

〔批〕疗疮神方　用本人手足指甲，如不及，即他人亦可。瓦上炙燥，为细末，再加便壶内尿垽①，调和抹患处。如耳鼻内生疔，以棉花絮蘸抹患处，立愈。

治鼻红久不止法　其人素有积热在顶，遇劳暴作者，诸药无效，以纸一张作十数张碟②，冷水浸湿，置顶中，以热熨斗熨之，至纸一二重干，立止。

又法　用线扎住中指节中，右鼻血扎右，左鼻血扎左，两鼻出血，左右俱扎之。

凡头风发作，衄不止者，脑户有风痰也，芎附饮，间进一字散。

下虚上盛而衄者，不可过用寒凉之药，宜四物汤加参、芪、麦冬、五味，磨沉香汁吞养正丹或八味丸。

伤湿而衄，下部必重而痛，肾着汤加川芎，名除湿汤。

伏暑而衄，茅花汤调五苓散。

饮酒而衄，用葛根加茅花汤。

室女及妇人衄血不止，泽兰叶苏［一］山［两］、山楂核等分煎，服之愈。弘道先生方也

---

① 垽（yìn 印）：沉淀物，渣滓。

② 碟：当作"叠"，折叠。

撷①而衄血不止，苏合香丸。仍蓦然，以冷水噀②其面，使惊即止。凡五窍出血皆治。

大衄不止者，多服养正丹，佐以苏子降气汤，使血随气下也。

衄后眩晕，虚之故也，四物汤或十全大补汤。

六脉弦细而涩，按之空虚，其色夭而白者，血脱也。此大寒症，理中汤或小建中汤。

六脉俱大，按之空虚，心动面赤，善惊上热，乃手少阴心病也。气盛多亡血，以甘寒镇其浮气，以甘温补其失血，三黄补血汤。

凡吐血后衄血，脉当沉细，反浮大而牢者死，烦躁者死。衄血头汗出，身无汗，汗出不至足者死。

萱草根治衄血，生食，在衄发时其味甘美，无衄时食之则恶心，不能下咽，而病尽却矣，治衄血久久不愈者。嘉兴沈则善患此症，服之永不再发。

舌血

《准绳》云：舌上忽然血出如线。

一方　以槐花炒，研末糁③之。

一方　麦冬煎汤调妙香散。见梦遗门

一方　香薷汁服一升，日三次。

---

① 撷：跌。

② 噀（xùn 训）：含在口中而喷出。

③ 糁（sǎn 散）：涂抹。

一方　发灰二钱，米饮调服，且敷血出处。米醋

〔批〕口疳神方　用大枣去核，入人中黄煅存性，为细末，加冰片少许，吹口内烂处。即腹内痢下脓血，如痢疾等症，服之亦妙。

耳衄

耳中出血，以龙骨末吹入即止。左关弦大，柴胡清肝散；尺脉或躁或弱，六味丸主之。

齿衄即牙鲜①

齿衄之症，足少阴肾与手足阳明经二家为患。肾虚血出者，其血点点而来，出亦悠悠而痛，不若阳明暴且甚也。皆出齿龈中，有风壅者，有肾虚者。风壅用消风散，内服外擦，外用加盐。肾虚者服凉药益甚，宜盐汤下安肾丸，间黑锡丹重以镇之，气不浮，而血亦随之而归也，仍用青盐炒黑香附为末擦之。有胃火牙疼而龈间出血，以致崩落，口臭不可近人者，清胃散并甘露饮。外用大黄、米泔浸软生地黄薄片，二味各用二钱，合定贴所患牙上，一夜即愈，忌说话。

〔批〕牙疼方　薄荷叶二钱、花椒三钱、雄黄二钱、樟脑三钱（升），研，擦。

〔批〕又方　独核皂皮去核，入食盐实之，炭火煅存性。为末，擦牙妙。

〔批〕牙疼方　荆芥一钱，防风一钱，青皮一钱，石膏二钱

---

① 鲜：当为"宣"。

（煨），生地二钱，丹皮一钱，甘草三分。上面前牙疼属心，加麦冬、黄连；下面前属肾，加黄柏、知母；上两边牙属胃，加白芷、川芎；下两边牙属脾，加白术、白芍；上右边尽牙属大肠，枳壳、大黄；下右尽牙属肺，加桔梗、黄芩；上左尽牙属胆，加羌活、胆草；下左尽属肝，加柴胡、栀子。

〔批〕阳明火甚，齿衄鼻衄，齿龈溃烂，用童便一二升，石膏斤许，火烧红入便内，其童便无臭气，去石膏，吃童便一碗，立愈。谈福山传

一方　用青黛、好墨，共研末，塞牙鲜出处，必有眼，神效。

一法　用金簪烧红，刺其眼，即止。

一女子年十岁，目毁齿摇，昼夜出血，盈盆不止，脉洪大有力。此为阳明热甚所致，以三制大黄末二钱，枳壳汤加童便调下，去黑粪数块，其血立止。指航治验

秘方

生地　丹皮　玄参　石膏　连翘　栀子　防风　桔梗
枳壳

加姜一斤，水煎。

下血肠风脏毒论

《内经》云：结阴者便血一升，再结者便血二升，三结三升。指航云：明指其血，自脾先病，次传胃，又次传及大肠。盖胃与大肠，多血之处也，此由足厥阴风木不静之故也。盖血犹水也，气犹风也，肝气不静，则风动而水行也，故名曰肠风。许学士曰：色鲜者，肠风也；色暗

者，脏毒也；肛门射如血线者，脉痔也。俗名存肠痔，又名血箭痔。然肠风挟湿者，亦下如豆汁及紫黑瘀血，不必尽鲜，存之久则有瘀血色也。先血而后便者，为近血也，由手阳明随下行，传于广肠也，赤小豆当归散主之。先便后血者，远血也，由足阳明淫溢而下也，黄土汤主之。

〔批〕肠红方沈令藩传　老茄子不拘多少，风干为末，每服三钱，酒调下或白汤。又治休息痢，跌仆损伤。

〔批〕治妇人产后　瘀血上崩，发晕，心腹疼痛者，用蟹壳不拘多少，瓦上炙干，研细末，以沙糖调送，立愈。

〔批〕肠红妙方沈楚珍传　木莲子八两，乌梅一斤，槐角子六两，明矾二两。先将熟泥裹梅，煨过存性，同前末为丸，每服五钱。

〔批〕肠风方　槐米、柏叶、荆芥、炒黑枳壳等分，为末，服二钱。

〔批〕又方　柿霜四两、扁柏叶二两，为末，服五钱，藕节汤空心下。

下血腹中不痛，谓之湿毒；下血腹中痛，谓之热毒。肠澼者，水谷另作一派，如唧桶①涌出者也，凉血地黄汤主之。其或胃移热于脾，为虚肠澼，死不治。八物汤去甘草、地黄，加官桂，名胃风汤，治风冷乘虚入客肠胃，或下瘀血如豆汁。肠风不论远近，并用米饮调枳壳散，下酒煮黄连丸。

〔批〕三神丸　治吐血。青荷叶（晒干，为末）一两，扁柏叶（向

---

① 唧桶：据文义，似指"唧筒"，即一种吸取和排出流体的装置。《证治汇补·便血》："……名曰肠澼，俗呼血箭，因其便血唧出，有似于箭也。"

东南方，炒黑）二两， 茜草（炒黑）一两。为末，蜜丸，服三钱，
砂仁汤下。与日常服何丸药间服。

〔批〕外痔方 赤豆二升，要择细圆者，煮熟，食豆尽即愈。此
试过寡效。

〔批〕有管痔疮 用路路通六两、带毛猪肉二斤，煮熟，去路路
通，食肉。

【附方】

麻黄汤见咳嗽门

平胃散见呕门

理中汤见呕门

苏子降气汤见喘门

十全大补汤见怯门

八味地黄汤见喘门

五苓散见痢疾门

养正丹见喘门

苏合香丸见气门

六味地黄丸见怯门

清暑益气汤 治暑伤气，元气耗伤，脉虚者。

黄芪 人参 白术 苍术 神曲 青皮 陈皮 甘草
炙 麦冬 五味 当归酒洗 黄柏酒炒 泽泻 升麻 葛根
姜、枣煎。

茅花汤 茅针花，水煎服。

桃仁承气汤

桃仁五十枚，去皮尖　大黄四两　芒硝　甘草　桂枝二两

煎。

茵陈将军汤　治阳明病，头汗出，腹满，口渴，二便不利，湿热发黄，脉沉实者。

茵陈六两　大黄酒浸，二两　黑山栀　厚朴　枳实　黄芩　甘草

生姜、灯草煎。

〔批〕五灰散　扁柏灰、血余灰、茅根灰、莲蓬壳、大红宝珠山茶灰，每味各二分，芦根汤下。初起一服即愈，远年三服。

蒯氏乌金丸　治跌扑内伤，蓄血在内，垂危者。

乌金专来［十］满［五］山［两］　锦纹黄香［八］山［两］，生，研

共为末，每服三钱，砂糖调酒，下血块立苏。

干姜甘草汤　主温中扶阳。

干姜　甘草

二味煎。

犀角地黄汤　治伤寒胃火盛，吐血、衄血、嗽血、便血、蓄血如狂，漱水不欲咽，及阳毒发斑。

生地　白芍　丹皮　犀角

如热甚如狂者，加黄芩；因怒致血者，加栀子、柴胡。节庵加当归、红花、桔梗、陈皮、甘草、藕汁，名加味犀角地黄汤，治同。指航云：藕汁不如易童便，童便味咸而降，

令速兼入血分。

小建中汤 即桂枝汤倍芍药，加膏饴。

鸡苏丸龙脑 治肺有郁热，咳嗽，吐血，衄血，下血，热淋，消渴，口臭口苦，清心明目。

鸡苏叶一名龙脑薄荷，故有龙脑之名，一两六钱 生地六钱 麦冬四钱 炒蒲黄 炒阿胶 木通 银柴胡二钱 甘草钱半 人参 黄芪一钱

先将木通、柴胡浸二日，熬汁，地黄浸汁熬膏，再用蜜三两炼过，和丸桐子大。每服二十丸，细嚼，汤下。一方有黄连。

三黄汤

黄连 黄芩 大黄酒浸

水煎。

柏叶汤 仲景治吐血不止，气血虚寒。

柏叶 生姜各三两 艾三把 马粪汁一升

合煮服。马属午，为离，假之以降心火。

人参蛤蚧散 治三年肺气上喘咳嗽，咯唾脓血，满面生疮，遍身黄肿。

蛤蚧一对，全者，河水浸五宿日，换水洗去腥，酥炙黄 杏仁去皮、尖 人参 炙甘草各五两 知母 桑皮 茯苓 贝母五两

为末，瓷器内盛，每日用茶点服，神效。

抵当汤 治蓄血下焦，发狂，小便自利者。

水蛭猪油熬黑　虻虫去头、足、翅。各三十个　桃仁二十，
去皮、尖，研　大黄四两，酒浸

四物汤

生地　当归　川芎　白芍

鸡苏丸　治虚热，昏冒倦怠，下虚上壅，嗽血衄血。

鸡苏叶八两　黄芪　防风　荆芥一两　甘菊花三钱　片
脑五分　川芎　生地　桔梗　甘草五钱

为末，蜜丸弹子大。每服一丸，细嚼，麦冬汤下，不
拘时服。又治肺损吐血，日渐乏力，行步不得，喘嗽痰涎，饮食不
美，或发寒热，小便赤涩。加车前子三钱，用桑枝（剉，炒香）煎
汤，嚼下。

五淋散　治肾气不足，膀胱有热，水道不通，淋沥不
宣，出少起多，脐腹急痛，蓄作有时，劳倦即发，或下如
豆汁，或如砂石，或冷淋如膏，或热淋便血，并皆治之。

山栀仁　赤芍一方用白芍。各二十两　当归　甘草各五两
赤茯苓六两，一方用白

为末，每服二钱，开水空心服。本方除当归，加茵
陈、淡竹叶、木通、滑石，一名五淋散，同治。

胶艾汤　治妇人漏下，或半产后下血不绝，或妊娠下
血、腹痛为胞阻。亦治损伤冲任，月水过多，淋沥不断。

阿胶　川芎　甘草二两　艾叶　当归三两　芍药四两
干地黄原方未注分两

水五升，酒三升，煮取三升，内阿胶烊化服。一方加

干姜二两。胡氏治胎动无干姜。严氏治胎动，经漏，腰痛，腹满，抢心短气，加黄芪。《千金》治从高坠下，损伤五脏，吐血，及金疮伤①经内②绝者，加干姜。

天门冬汤　治思虑伤心，吐血衄血。

远志　白芍　天门冬　门冬③　黄芪　藕节　阿胶
没药　当归　生地各一两　人参　炙草五钱

水煎，姜五片，不拘时温服。

芎附饮

川芎二两　香附四两

为末，每服二钱，茶调下。

止衄散

黄芪六钱　赤苓　白芍　当归　生芐④　阿胶各三钱

为末，每服二钱，食后服。原方黄芪汤下

鹿角胶丸　治房室劳，小便尿血。

鹿胶五钱　没药另研　油头发灰各三钱

为末，用茅根汁打糊，丸梧子大。每服五十丸，盐汤下。

三黄补血汤　治初见血及血多宜服。

熟芐　生地　当归　柴胡　升麻　芍药　丹皮　川芎

---

① 伤：原无，据《千金翼·胶艾汤》补。
② 内：原作"肉"，据《千金翼方·胶艾汤》改。
③ 门冬：即麦冬。
④ 芐：即地黄。

黄芪

水煎服。血不可止，加桃仁、酒大黄，量虚实用之，去柴胡、升麻。

辰砂妙香散 治丈夫妇人心气不足，精神恍惚，虚烦少睡，夜多盗汗。常服补益气血，安镇心神。

麝香一钱，另研　山药姜汁炙，一两　人参半两　煨木香二钱半　茯苓　茯神　黄芪一两　桔梗　炙草五钱　远志去心，炒，一两　辰砂三钱，另研

上为末，每服二钱，温酒调，不拘时服。

鹿茸丸

牛膝　鹿茸去毛，酒蒸　五味子二两　石斛　棘刺　杜仲　阳起石煅　川巴戟去心　山药　菟丝子酒蒸　附子炮，去皮、尖　川楝子取肉，炒　磁石煅　官桂不见火　泽泻一两　沉香五钱，另研

为末，酒糊丸如桐子大。每服七十丸，空心温酒下。

一字散 治鼻衄。

雄黄　细辛各半两　川乌尖生，五个

为细末，每服一字，姜汁、茶芽煎汤，不拘时调服。

生漆汤 病人七八日后，两手脉沉细而数，或关前脉大，脐下满，或狂走，或喜妄，或谵语，不大便，小便自利。若病人年少气实，即血凝难下，恐抵当汤力不能及，宜此。

生地汁一升，如无汁，用干生地三两半　犀角一两　大黄三

两，剉碎如骰子大　桃仁三十个，研

水三升，酒一升，慢火熬三升，去滓，再入锅。点光生漆一两半，投入药内，再熬至二升即住，去滓，放冷，作三服。每投服候半日许，血未下，再投一服，候血下即止服。如无生地汁，更添水一升同煎。

柴胡清肝散　治肝胆、三焦风热疮疡或怒火，憎寒发热，或疮毒结于两耳前后或身外侧至足，及胸乳、小腹、两股内侧至足等症。

柴胡　黄芩炒　人参三分　山栀　川芎五分　连翘　桔梗四分　甘草三分

水煎服。

肾着汤　治伤湿身重，腹痛腰冷，不渴，小便自利，饮食如故，病属下焦。

炮姜　茯苓　炙草　白术炒

加川芎，亦名除湿汤。

安肾丸见咳嗽门

黑锡丹　治阴阳不升降，上盛下虚，及头目眩晕。

黑锡　硫黄各二两

将锡溶化，渐入硫黄，候结成片，倾地上出火毒，研至无声为度。

清胃散　治胃有积热，上下牙痛，牵引头脑，面热，其牙喜寒恶热，或牙龈溃烂，或牙宣，或唇口颊腮肿痛。

生地　丹皮　黄连　当归　升麻

一方加石膏。

甘露饮 治胃中湿热，口臭喉疮，齿龈宣露，及吐衄齿血。

生地 熟地 天冬 麦冬 石斛 茵陈 黄芩 枳壳 枇杷叶 甘草等分

每服五钱。一方加桂、苓，名桂苓甘露饮。《本事方》加犀角，云：如此甚有道理。犀角凉心泻肝，清胃中大热。

赤小豆当归散

赤小豆五合，浸出芽，晒干 当归一两

为末，浆水服方寸匕，日三次。

又方 赤小豆炒黑，为末，每服二钱，米饮调下。

黄土汤

甘草 熟地 白术 附子 阿胶 黄芩各三两 灶中黄土半斤

水八升，煎三升，分二服。此方嫌附子太多

凉血地黄汤

知母 黄柏炒，各一钱 青皮 槐子 当归 熟地黄各五分，嫌太少

水煎服。

胃风汤 治风冷乘虚客入肠胃，飧①泻注下，完谷不

---

① 飧（cān 餐）：当作"飧（sūn 孙）"，飧泄，泻出未能消化物之泄，即完谷不化。

化，及肠风下血，及治风虚能食，牙关紧闭，瘈疭，肉𥆥，面肿，皆胃风之所致也。

人参　白术　茯苓　当归　川芎　芍药　桂少许。等分
加粟米百余粒，煎服。

枳壳散　和剂也。

枳壳炒，二十四两　甘草爁①，六两
为末，每服一钱，空心沸汤点服。

酒煮黄连丸

川黄连十两

好酒五斤，煮干，研为末，滴水丸梧子大。每服三五
十丸，空心白汤送下。

劳怯因说附想思劳②

仲醇曰：人身以阴阳两称为平，偏胜则病，此大较③
也。水不足则火有余，阴既亏则阳独盛。盖阴阳之精，互
藏其宅，故阴中有阳，阳中有阴也。心火也，内含红液；
肾水也，内含白液。红液为阴，白液为阳，循环往复，昼
夜不息，犹如潮汐，此常度也。苟不知摄养，纵恣情欲，
亏损真阴，则阳无所附，因而发越上升，此火空则发之之
义也。是以周身之气并于阳也，并于阳则阳盛，故上焦热

---

① 爁（làn 烂）：烤炙。
② 附想思劳：原无，据原书目录补。
③ 大较：大略，大体。

而咳嗽生痰，迫血上行而为吐衄。阳愈盛则阴愈虚，阴愈虚遂成五心烦热，潮热骨蒸，遗精，为骨乏无力，丹田不暖，为小水短赤，饮食不化，遂为泄泻，为僵仆不起之疾矣。治之之法，当降阳气，益阴血。气降则阳交于阴，是火下降也；精血生则肾阴复，是水上升也。此即既济之象，为坎离交垢①也。坎离既交，是小周天。至此则阴阳之气复得其平矣，病何由生哉！

〔批〕益气补心丸　茯神三两（乳制），远志三两（甘草制），石菖蒲一两（米泔水浸），枣仁三两，生地三两，柏子仁二两，当归三两，益智仁一两，丹参二两，麦冬三两（去心），龟甲二两（酥炙），莲肉四两，龙骨一两（火煅，水飞，酒煮），圆肉八两。蜜丸如桐子大，清晨服。

〔批〕大力丸　补益气力。黄牛肉膏一斤，黑狗肉膏一斤，黑羊肉膏一斤，鹿角胶一斤，鱼胶一斤，龟胶一斤，菟丝子一斤，虎骨八两（酥炙），黄芪八两（蜜炙），於白术八两，茯苓八两，当归八两，熟地八两，天门冬八两，麦门冬八两，枸杞子八两，萸肉八两，杜仲八两，续断八两，金狗脊八两，覆盆子八两，巴戟八两，肉苁蓉八两，骨碎补八两，五味子八两，沙苑蒺藜八两，柏子仁八两。蜜丸，盐汤晚服。

指航曰：《十四难》云，损脉之病奈何？一损损于皮毛，二损损于血脉，三损损于肌肉，四损损于筋，五损损于骨之句，细细详之，亦由先入于表，而次第相传，而入

---

① 垢：当作"姤"。《广雅》："姤，遇也。"

于骨，甚致于不能起于床而死也，莫非亦为表邪不散，而致之死地乎？况皮毛者，肺之外合也，或外邪留连不解，久之而变为斯疾乎。余意先欲表之。何则？《素问》所云，怯者则着而病，凡虚怯之人，腠理不缀者多，天之六淫之邪，偏向虚人着实吹，诚非虚语也。日章业师云：千枝万派，曰表曰里。张介宾云：邪从皮毛而入者，还从皮毛而出。虽不云表，显然在其表矣。邪之不尽而用补，蔓延岁月而至于毙，而不归咎于补，反咎之于表。所云洗薪屈突①无恩泽，焦头烂额为上客，其可憾也已。

《难经》曰：治损之法奈何？损其肺者，理其气；损其心者，调其营卫；损其脾者，节其饮食，适其寒温；损其肝者，缓其中；损其肾者，益其精，此治损之大法也。观此五治之法，亦非胶于填补，概治五脏损病也。《四十九难》曰：有五邪所伤，有正经自病，何以别之？《素问》云：形寒饮冷则伤肺，忧愁思虑则伤心，饮食劳倦则伤脾，恚②怒气逆则伤肝，久坐湿地、强力入水则伤肾。此正经自病也。故有五治不同，亦不专于滋补也。盖肾为五脏六腑之根，故多从根本治者为多。若能先治上中之病，而后顾其下源根本为是也。因损病次第相传而来，但于六治之中，其实字何敢云耳？百劳丸下之者，论见劳瘵之

① 洗薪屈突：当作"徙薪曲突"。把灶旁的柴草搬走，把烟囱改建成弯的。比喻事先采取措施，才能防止灾祸。
② 恚（huì 会）：恨，怒。

中。然亦有气虚者，《难经》所谓至病，脉来软弱濡缓迟微，或大而无力，上半日转剧，倦怠虚烦，反觉火升，下半日即安，手冷面色白，悉属气虚，补中益气汤之类是也。

血虚者，《难经》所谓损病，脉来涩数芤细，逼指空大，下午及夜身恒热，瘦而憔悴色黑，两颊赤，便涩，口鼻干，悉属血虚之症也。

四君子汤，气虚药也；四物汤，血虚药也；八珍汤，气血两虚药也；六君子汤，气虚挟痰药也；十全大补汤，气血两虚有寒药也；补中益气汤，热伤元气，脾气不足，元气下陷药也；天王补心丸、柏子养心丸，心虚药也；六味地黄丸、坎离丸，肾经阴虚药也。

〔批〕百岁丸　北沙参、芡实、莲须、白茯苓、山药、萸肉（去核）各钱半，麦冬、枣仁各二钱，怀熟地五钱，北五味十粒，丹皮一钱，泽泻八分（盐水炒），桂圆肉七枚。服十五帖便自知无病。或蜜丸，每服三钱，白汤下。

〔批〕神龟丸　乌龟要重二斤者一个，如无，必要一斤者二个。阿胶、人中白各三两，甘州枸杞二两。用大铜杓二杓水，煮干，去骨、壳、筋，不可失一分，炙燥。如湿加糯米粉，如干加炼蜜，为丸，每重三钱，清晨白汤下。

五脏之中，肝常有余，古人略去补肝之剂。予究古方之中，何尝忽于肝也！以其气有余不敢犯，而暗荫其阴血，而藏于各方之中，使之不觉也。故云损其肝者缓其中，肝苦急，急食甘以缓之也。虎潜丸，治肾经虚损，足痿不能行之圣药也。气虚，言生脉散补生气之源，而不言白术；血虚，言三才丸而不言四物。紫河车、人乳、红铅有以人补人之妙，惟缓性和气之人可用，而粗心暴气之辈，反有助火烁金之患。李时珍云：人乳无定性，随饮食之性，入肺取汁，化而为白液，由月经所化之也。惟阴血枯燥者宜之，若脾胃弱而溏泻者，恐增其痰，不宜也。牛乳性同。紫河车，古方不分男女，以出生头胎者为佳，如不可遇，即肥盛妇人所产亦妙。酒净炙干或煮烂，捣入丸内，如六味之类，虚劳者佐以骨蒸药可也。韩飞霞云：人参膏回元气于无何有之乡，一切产后血脱、痈疽溃后、元气未复者，奇效。但王道无近功，粗心者难以言之也。柴胡，走泻之药也，非肝胆有实火不可用，若加在补剂中，必以蜜炒或酒制，同地骨、丹皮用可也。

私胎之蛆，补人元气，莫过于此。但胎骨则不可用，大犯天条也。古云：坏人骨骸，阴过莫大。愚人不知，反以碾末服之，不亦扬其灰之惨毒乎？收胎蛆法：取私胎水浸之，久其蛆自出，后以绢袋取起，清水扬之，炭火逼地热极，将蛆覆上，令干香，收之。如此炙法，加入十全大补中，或八珍、三才诸补药为丸，服之能使癯①者复壮，有夺造化之妙，不可尽述。但其胎骨复要葬在本处地中，须深三尺，可以赎罪，且有加功之德也。

---

① 癯（qú 渠）：瘦。

〔批〕治劳怯病　雄甲鱼一个（煮熟），川贝母五两（薄荷钩藤汤制），大生地三两（切片，乳制），大熟地三两（切片），麦冬四两（去心），天冬四两（去心，切片，防风汤制），知母三两（钩藤甘草汤制），归身三两（薄荷汤制①），广皮四两（去膜，盐水炒），茯苓三两（乳制），地骨皮四两（甘草汤、蜜水伴炒），桂圆肉四两，建莲肉四两（去心），真阿胶四两（切片，蛤粉炒），人参三两（不用亦可）。外另用钩藤五两、甘草三两、薄荷一两，各煎汤以制炒药品。如冬春熬膏，夏秋作丸，或病人大便不实，宜为丸剂，相时审症，择而处之可也。

张三锡云：补方不啻百种，大法有三：曰阳虚，曰阴虚，曰中气虚。阳虚者，三焦元气虚也，即火衰不能上行腐熟水谷，脚膝无力，小便频白不禁，脉缓沉无力者是也。益火之源，即苁蓉、鹿胶、茸之类温补之。阴虚者，天一真水不足，咳嗽潮热，夜热盗汗，形容枯槁，脉弦数而疾者是也。须壮水主之，即六味丸、坎离丸、酒炒黄柏、龟板、知母、二地、二冬之类。中气不足者，脾胃受伤，嗜卧倦怠，手心热，早饭后转增烦闷，饮食不甘，气口脉大而无力者是也。即东垣所云内伤不足，须补中益气加减。医者不分三要，一概妄施，苦寒泥膈，辛热助火，胃气转伤，饮食益少，元气日损而体日羸，卒至不救，良可叹息。

古方云三十六蒸病，及查《六要》②，只有二十三蒸。

---

① 制：原脱，据上下文补。
② 六要：即《医学六要》，明代医家张三锡著。

立五蒸汤，照病加药。名乃不同，证亦少异。大抵不过发热咳嗽，咯血吐痰，白浊白淫，遗精盗汗，或心神恍惚，梦与鬼交，妇人月经闭绝，日渐尪羸①，渐成劳极之证。

《证治要诀》云：五劳皆为自不量力，勉强耘为②，忧思过度，嗜欲无节，或病后失于调理，积久成劳。见证头旋眼晕，身疲脚软，心怯短气，自汗盗汗，或发热寒无时，手足与心常热，往来寒热如疟，骨蒸，无汗暂凉，夜多恶梦，昼少精神，耳内蝉鸣，口中无味，饮食减少，此皆劳怯之证也。五脏皆有劳，惟心肾居多，心主血，肾主精，精竭血枯，则劳瘵之病生焉。治劳之法，当以调心养肾为先，辛烈之味不可投，譬如锅中无水而进火也。过用寒凉，耗损胃阳，譬如釜底无火而进水也。丹溪四物汤加味治劳，可暂施于气壮之人，若久病阴虚者，火必上炎，而川芎、当归性味辛温，恐助其上窜，尤非虚火炎上所宜。地黄性腻，亦非胃弱痰多者所宜。知、柏苦辛大寒，虽曰滋阴，其实燥而损血，虽曰降火，其实苦先入心，久则增气，反能助火，其败胃家所不待言也，故世医遵遵，百无一效。吾友王三涛云，补脾不碍肺，清肺不伤脾，诚有至理。其方用麦冬、生地、真桂圆肉、蜜炙枇杷叶各来［十］山［两］，川贝畦［二］山［两］，天冬紫［三］山［两］，米仁满［五］山［两］，薄荷叶畦［二］山［两］，

---

① 尪（wāng 汪）羸：瘦弱。
② 耘为：比喻辛勤劳作。耘，除草。

阿胶、百合为末，另冲匀，随症再以加减，嗽无不愈，而脾复能健运之常而滋化生之源，无不应手而取效矣。盖诸药多甘平清凉，皆禀降收之气，以施于阴虚火动之症，犹当溽暑菀蒸之时，而商飙①飒然吹动，则炎歊②顿如失矣。

《素问》曰：预事而忧，劳在肺，应乎气极；曲运神机，劳在心，应乎血极；意外过思，劳在脾，应乎肉极；尽力谋为，劳在肝，应乎筋极；矜持志节，劳在肾，应乎骨极；脏腑皆衰，视履行步俱废，应乎精极③。此为六极也。更有童男稚女，天禀亏虚，襁褓之时，父母过爱，多与生冷甜滞之物，频与食之，滞腻填于脾胃而生虫疳，经年累月，耗损气血，虽食甘美，为虫所有，甚则咀嚼肝中生发之气，以致面色萎黄，腹中时痛时泻，疳积所由成也。而致天癸欲至之时，而男子少精，女子不月，传及风消风消者，肌肉消削也，传及息贲息贲者，气逆上奔也，死不治，皆二阳先病而至于斯也。何不先解阳明之虫积？误服滋补之药，资其蔓延，咎将谁归？是医杀之耳。余治男子劳瘵，用猪肚丸服之有效。女子面色如无病，肌体亦充，内实虚损，俗呼桃花蛀，俗名樱桃红，此皆红在两颧，圆如桃子，此肺肝两经败，色先见之也，桃花开而死。

---

① 商飙（biāo 标）：当作"商飙"，秋风。
② 炎歊（xiāo 肖）：亦作"炎熇"，暑热。
③ 预事……精极：此非《素问》文，见于《济生方·五劳六极论治》。预，通"豫"，参与。《通俗编·行事》引三国吴唐滂《唐子》："佐斗者伤，预事者亡。"

薛业师治想思劳，男女皆病奄奄，将待死而已，不若早入洞房，并作一人之新语奇文。方见《宁坤》中。想思劳，背人哭泣，无药可医，配之则愈。

肺病不已，而后生肛毒，为之上传下；先有肛毒，而后咳嗽，为之下传上。总之不治之症也，而归罪于刀针挂线何欤？不若滋养真元，缓以治之为妙。初起时用外治之药，有壳蜗牛、银朱，加入冰片，打成膏敷贴患处，能拔出毒火，亦有收功者。缘此处外有皮，内无膜，其肉皆竖生，是以不能收口，名为千日痨，又名海底毒，千日之候，惟死而已。

【附方】

长肉丸

白蜡、柿饼各等，捣为丸。每服三钱，空心白汤下。

按：此二味阳明经药，排脓定痛，长肉生肌有神。盖白蜡之生也，食冬青树叶之虫之矢结之也，况其子名女贞，明目补肾，而功能想其白蜡之性，乃树精所结，尤为效耳。

补中益气汤见气门

生脉散见气门

四君子汤见咳嗽门

四物汤见血门

六君子汤见痰饮门

坎离丸见咳嗽门

猪肚丸

牡蛎粉　白术土炒。各四两　苦参三两

为末，再以壮肚子捣烂酒煮烂，为丸如桐子大。每服三十丸，日三服，与三餐同吃，令人骤肥，杀虫，健脾固精之验也。当实之

〔批〕经言：形不足者，补之以味。猪肚丸以胃补胃，诚阳明之病，肌肉消削之本。味佐白术、苦参之苦甘，苦以胜热，甘以养脾。使以牡蛎之性潜而能藏，能固精收耗，镇龙火归之于胃海。使神不外驰，精自盛，体自充也，令人骤肥，良非虚语。

〔批〕又方　黄牛肉十斤、黑牛肉十斤煎成膏，再鹿胶一斤，龟胶、鳖胶、鱼胶、菟丝饼各一斤，同日常所服何药料，一并修合作丸。服一月之后，身体肥健，膂①力过人，妙不尽述。此方还有黑狗肉十斤。

〔批〕元羊丸　羊羔一只（蒸，捣如膏），人参二两，黄芪四两，陈皮二两。共为末，为丸梧子大。每服六七十丸，白汤送下。盖羊肉甘热，能补血虚，人参甘温，能补气虚。经云：形不足者，补之以味也。此方出自沈万桥痘科，为大人元阳不足而用之，并非病甚火盛之时而用之也。

〔批〕治童子劳，用十大功劳嫩头作茗，吃之效。

〔批〕治怯症而致喉癣，用久年鸡棚内矢，以瓦上焙，研服效。

〔批〕狮油，其性健疾走，通关节利第一妙药也。阐②吕晚村用以治劳，立起骨瘘不能起床者，必周身微汗乃愈，要烬所卧之褥则劳

---

① 膂（lǚ吕）力：体力，气力。
② 阐：当作"闻"。

虫灭尽矣。又治小便不通如神，酒服一分为多。

〔批〕又方　治一少年遗精，昼夜不止，兼吐痰血，气喘不得眠。用黄牛脊髓四两（将去外皮）、真藕粉四两、核桃肉四两（去衣）、杜白蜜四两，将髓、桃打烂入藕粉内，再入滚蜜成膏。每服三四大匙，不时服。

大金丹　治肛毒退管。李允师传

川黄连　当归　地榆　防风　槐米各苏 [一] 山 [两] 猬皮酥炙　猪悬蹄酥炙。各满 [五] 山 [两]　白明矾香 [八] 山 [两]，研，热水化

有管，加象牙末苏 [一] 山 [两]。用净黄蜡香 [八] 山 [两]，溶化，入前末药，打丸梧子大。每服三钱，白汤下。如丸不就，加米糊少许。

活命丹　治五劳七伤，跌打夹棒，偏身作痛，劳力吐血，不可尽述。

白云耳　挂琉璃灯麻绳头各苏 [一] 山 [两]　山羊血满 [五] 分　人参紫 [三] 钱　蟅虫浆满 [五] 来 [十] 个　血竭香 [八] 个　乳香五钱　地龙大者，哇 [二] 十条　儿茶哇 [二] 钱　朱砂五分　红花膏半钟　草乌去皮，姜汁炒，苏 [一] 山 [两]　黑狗肾即卵，一个　麝香紫 [三] 分满 [半]　川乌半个　大鳝头一个，要倒挂候干，取落泥封，煅　大椒三钱乌梅肉气 [四] 山 [两]　狗骨胎苏 [一] 山 [两]

丸如鸡豆大，每服一丸。

八珍汤　治心肺虚损，气血两虚，即四君合四物汤也。

十全大补汤　即四君、四物加肉桂、黄芪。

三才汤丸

天门冬　熟地二两　人参一两

治脾肺虚劳咳嗽。

六味地黄丸

地黄八两，砂仁酒拌，九蒸晒　山茱酒润　山药四两　茯

苓乳拌　丹皮　泽泻三两

蜜丸，空心盐汤下。冬，酒下。

虎潜丸　治精气不足，筋骨痿弱，足不任地及骨蒸

劳热。

黄柏　知母俱盐、酒炒　熟地黄三两　虎胫骨酥炙，一两

龟板酥炙，四两　锁阳酒润　当归酒洗，两半　牛膝酒蒸　白

芍酒炒　陈皮盐水润，二两　羖羊肉酒煮烂

捣丸，盐汤下，冬加干姜一两。

天王补心丹见咳嗽门

想思劳

指航云：男女淫思，皆为心病。夫心者，君火也。为

意中所感，最易动心，动则相火翕然①而起，佳期未卜，

背人哭泣，暗流血泪，而精神渐渐为之耗也，须待百辆盈

门②，胜服清凉百剂药耳。《准绳》云：师尼寡妇，独阴而

---

① 翕（xī 西）然：迅疾。

② 百辆盈门：车子充满门庭，形容宾客很多。

无阳，欲心萌而未遂，与夫男子独阳无阴而致火病，厌厌瘦损，以凉膈散主之。至若女人之性，抑遏不开，遂成阴阳交争，寒热如疟，久则成劳，其肝脉弦长而上鱼际，虽有抑阴丸，然无救援矣。

【附方】

凉膈散见疟疾门

抑阴地黄丸

生地三两　柴胡　秦艽　黄芩各五钱　赤芍药一两

为末，蜜丸桐子大。每服三十丸，乌梅汤吞下，不拘时服，日三服。

〔批〕骨蒸劳热须用便制青蒿。

昔齐褚澄疗师尼寡妇别制方，盖有为也。此二种寡居，独阴无阳，欲心萌而多不遂，是以阴阳交争，乍寒乍热，全类瘟疟，久则为劳。尝读《史记·仓公传》，济北王侍人韩女，腰背痛，寒热，众医皆以为寒热也。仓公曰：病得之遇男子不可得也。何以知其然？诊其脉，肝脉弦，出寸口，是以知之。盖男子以精为主，妇人以血为主，男子精盛则思室，女子血盛则怀胎，夫肝摄血故也。厥阴弦，出寸口，又上鱼际，则阴血盛可知。褚澄之言，信有为矣。上地黄丸虽曰抑阴，实补阴泻阳之剂也。周丹抒移补入。

劳瘵　劳虫　鬼注总是一证。附喉癣方、喉鹅方①

葛稚川云：鬼注者，是五尸之一注，皆使沉沉默默，

---

① 附喉癣方、喉鹅方：原无，据原书目录补。

不知其所苦，而无处不恶，连年累月，渐就困滞，以至于死，又传于旁人兼亲者，而至灭门。觉是候者，早以獭肝阴干为末，水服方寸匕，日三服效，此神方也。但病已危矣，而后服之则不应也。紫庭云：传尸、伏尸皆有虫，用乳香熏病人手背，以帛覆其上，熏良久，手背出毛，白而黄者可治，如紫而红者难治，青而黑者即死。若熏之良久无毛者，即寻常虚劳症也。又法：用生安息香烧烟，令病人之吸之，嗽不止者乃传尸劳也，不嗽者非也，及宜早治，迟之恐不及其事。治之之法，一则杀虫以绝其本，一则补虚以复其真元。若病势极已，虽依古法，取虫补虚，百无一生，但可以绝后人之传染耳。

水丘先生曰：予之治劳，乃在开关、把胃二法。何则？劳病，气血不运也，遂致干枯，此关脉闭也。先用开关药通其血脉，关既开矣，则须用把胃之法。盖五脏皆有胃气，邪气附之则五脏衰弱，若不把胃，他病何由而行？故开关把胃，乃治劳之法也。又有法灸，用象油或鸢油，或蓖麻油可代象油，不若象油之妙，自尾闾骨擦至第一椎，视其现纹，色如淡红黄色者可治，青黑紫色者不治。再用葱、千金子、麝香、蓖麻子、牙皂末，同研为饼，罨①于脊之纹色上，艾柱灸七壮或十四壮，听骨椎中响，得效也。

---

① 罨（yǎn演）：覆盖，掩盖。

【附选方】

百劳丸即大黄䗪虫丸

当归　乳香　没药各一钱　蛀虫十四个　人参二钱　大黄四钱　水蛭十四个　桃仁十四粒，去皮打泥

为末，蜜丸桐子。都作一服可百丸，五更百劳水下。取恶物为度，吃白粥十日。百劳水即甘澜水，以杓扬之百遍者也，世人所称干血劳之良治也。血结在内，手足脉相失者宜之，兼入琼玉膏，润补之药同用尤妙。

按：七伤，《金匮》云：忧伤、饮食伤、房室伤、饥伤、劳伤、经络伤、营卫伤，皆瘀血之所碍也。瘀积之久，牢不可拔，新生之血不得周灌，与日俱积，其人尚有生理乎？学者不可以下之之法置而不用，慎之！

水丘先生又云：用阳病药不可过暖，阴病药不可过凉。如阳道虚，则手足心烦热疼，口干，舌疮，小便黄赤，大便难，及热多咽喉痛，痰唾黄稠，即是阳病。当用阳病开关散，为泻阳家而补阴。如大便溏泄，小便清白，饮食不化，胃逆口恶，痰唾白色，及小便多，即是阴症。当用阴病开关散，为泻阴而补阳也。至若阴阳二症，俱用起胃散主之。

阴病开关散

赤芍　当归　肉桂　白芷　炙甘草各五钱　木香二钱枳壳三钱　天南星一钱，泡，姜汁浸一宿，焙

㕮咀，每服三钱，姜三片，水二钟，煎七分，入无灰

酒三分，童便三分。先服起胃散，服此一二日，不问退否，兼服土龙膏。

阳病开关散

大柴胡　秦艽　桔梗　麦冬各五钱　芍药　木香　泽泻　当归　桑皮　地骨皮各一两　炙甘草一钱

每服三钱，姜三片，水二钟，煎七分，空心服，小便多即病去也。

〔批〕全鳖丸　治女科劳怯。生地四两五钱，熟地四两五钱，天门冬三两，麦冬三两，知母三两，川贝母三两，益母草三两，广皮二两，当归三两，甘草一两，地骨皮三两。用鳖一个，约重斤许为度，洗净，倒挂一昼夜。将前药煎汁，置鳖药汁中待冷。鳖死，拆出甲骨醋炙，磨鳖肉，同药杵匀焙干，磨为细末，炼蜜为丸。

起胃散

蜜炙黄芪三两　土炒白术一两　白芷　人参各五钱　山药一两

咬咀，每服三钱，加木香煎，或沉香、茯苓、甘草各五钱。

土龙膏

青蒿子　柴胡　白槟榔各三两　炙鳖甲　白术　赤茯苓　木香　牡蛎各五钱　人参　生地各一两　朱砂一钱　豆豉心二合　虎头骨酒炙黄，一两　肉苁蓉酒浸一宿，炙，一两　鳖甲以汤煮去裙皮，酒炙黄

俱末，加乌梅肉、枳壳各一两，却以杏仁五升（童便

浸），春夏七日，秋冬十日，和瓶中晒，每日一换新者，数足，以清水淘去皮、尖，焙干。别用童便一升，文武火煎烂，滤过，入酥一两、薄荷自然汁二合，和匀诸药末，杵五百下，丸如梧子大。空心汤下十五丸，加至三十丸，如觉热减丸。忌苋、生血、雀鸽、冷水。

琼玉膏见咳嗽门

指航按：五蒸汤，即人参白虎汤之变方也，谓其二阳之病传及心脾而设。二阳者，阳明也。盖阳明燥金之体，万物之枯，莫熯①乎燥，胃为五脏取给之地，此处为燥火郁遏，而五脏安得受其荫哉？是以立此方，按五脏之热蒸而加味焉，以壮用石膏之胆量也。方用石膏五两，生地三两，人参二两，茯苓三两，甘草一两，葛根三两，知母二两，黄芩二两，淡竹叶两握，粳米二合。上十味以水九升，先煮小麦一升，煎至六升，去小麦，入余药再煎至二升五合，分三服。如实热加黄连、芩、柏、大黄；如虚热加乌梅、秦艽、银柴胡，气也；青蒿、鳖甲、蛤蚧、牡丹皮，血也。后有二十三蒸，可分肺、心、脾、肝、肾加味治之。总之，热病未有不从阳明而始，乘其脏之虚处，各传及而为病也，故善治者独取阳明为首病而治疗之也。

主病加法：

肺经所属列于后：

---

① 熯（hàn 汗）：干燥，干枯。

肺蒸，鼻干加乌梅、紫菀、天门冬；皮蒸，舌白，唾血加石膏、桑白皮；肤蒸，昏昧嗜卧加丹皮；气蒸，遍身气热喘促，鼻干加人参、黄芩、栀子；大肠蒸，右鼻孔干痛加大黄、芒硝。

心经所属列于后：

心蒸，舌干加黄连、生地；血蒸，发焦加地黄、当归、桂心、童便；脉蒸，唾白，浪语，经络溢，脉缓急不调加当归、生地；小肠蒸，下唇焦加木通、生地、赤茯苓。

脾经所属列于后：

脾蒸，唇焦加芍药、木瓜、苦参；肉蒸，食无味而呕，烦躁不安加芍药；胃蒸，舌下痛倍加石膏、粳米、大黄、芒硝、葛根。

肝经所属列于后：

肝蒸，眼黑加前胡、川芎、当归；筋蒸，甲焦加川芎、当归；胆蒸，眼白失色加柴胡、瓜蒌；三焦蒸，乍寒乍热加石膏、竹叶。

肾经所属列于后：

肾蒸，两耳焦加石膏、知母、生地、寒水石；脑蒸，头痃①闷热加羌活、地黄、防风；髓蒸，骨中热加当归、生地、天门冬；膀胱蒸，左耳焦加泽泻、茯苓、滑石；骨蒸，齿黑，腰痛，足逆冷，痟虫食脏加鳖甲、当归、地骨皮、生地、丹皮；胞

① 痃：当作"眩"。

蒸，小便黄赤加生地、泽泻、茯苓、沉香、滑石；内蒸，支①细跌肿，脏腑俱热加石膏、黄柏。

按：二十三蒸之加法，不出五蒸汤之条，云加之者，意欲倍之也。

一方　青蒿自然汁，饮一大杯，治骨蒸劳热。其渣上半日擦上百劳穴，下半日擦下尾闾穴，须擦至泡起而愈。热未全除，再擦。〔批〕凡用青蒿，必童便浸制，治骨蒸劳如神。

一方

阿胶紫［三］山［两］，蛤粉炒成珠　人中白三两　枸杞子畦［二］山［两］

捣烂，大乌滞龟重二斤者佳，煮烂，甲骨焙炒为末，如无，两个重二斤者亦可。以龟肉为丸。经曰：精不足者，补之以味。凡有味之药，性腻滞而减食。此方味厚而不滞，补阴而不犯胃，保阴血之品，无出此方也。

一法　灸膏肓、四花穴，宜及早灸之。

怯病至一侧眠者死，不治，以其气偏而离也。缓烧发有效

怯病，吐沫痰者不治。

怯病，泄泻者不治。

怯病，汗出如油者不治。

怯病，咽痛者厥阴绝，不治。

怯病，面如樱桃红者不治。

---

① 支：通"肢"。《易·坤》："正位居体，美在其中，而畅于四支。"

〔批〕喉癣方　处州山慈菇紫〔三〕钱，陈胆星苏〔一〕钱，厚乌梅肉藿〔六〕个（浸软），冰片少许研匀，作三丸，夜中嚼化。

〔批〕喉鹅方　立效。二蚕茧一个，入指爪壁蟢①窠，挂梁尘填入茧内，灯上火烧灰，研极细末，吹入患处立效。

【附】

壮药秘方

黄牛肉　黑狗肉　黑羊肉各来〔十〕斤

共煮糜，加鹿角胶、龟胶、鳖甲胶、鱼胶、菟丝末各一斤，再用向服恁丸药，加入同服吃。不一月，身体强健，壮实肌肉，合《内经》所谓经不足者补之以味。

自汗　盗汗 虚为本

《内经》云：饮食饱甚，汗出于胃；惊而夺精，汗出于心；持重远行，汗出于肾；疾走恐惧，汗出于肝；摇体劳苦，汗出于脾。由此观之，各脏皆能致汗，独心与脾胃为湿热之总司耳。何则？盖心为君火主热，脾胃属土主湿，湿热相抟为汗明矣。如地之湿气郁蒸，而为云雾上腾，其天气若不下降，则不能为霖雨也。又如甑上烧酒，若非汤火蒸陶，亦不成汗液也。故经云心之液为汗，《原病式》云心热则汗出，此之谓欤！若夫自汗盗汗，病同而

---

①　壁蟢：亦称"壁钱"，蜘蛛的一种。

治异。盖自汗无时，而溅溅然出，动则益甚，属阳虚，卫气之所司也。盗汗者，寐中通身如浴，乘人静而出如盗，觉来方止，属阴虚，营血之司也。大抵自汗补阳益气，谓其肺司之也；盗汗滋阴养血，谓其肝司之也。张介宾云益火之源而消阴翳者，心肺虚，冷汗自出也；壮水之主以制阳光者，肝肾虚热，汗寐中漉出也。指航云：汗虽阴阳俱虚者为多，然亦有表、里、虚、实、寒、热存焉，而虚字为本耳。按仲景用桂枝汤，治外感风邪之圣药也；黄芪建中汤，治外感挟气虚自汗之剂也；当归建中汤，治外感夹血虚之剂也；东垣补中益气汤，治伤暑自汗之妙剂也。表。甚者六脉浮虚，再加附子，如鼓应桴；或加麻黄根、浮小麦，取其易达于肌表，其效甚捷。但中有升麻、柴胡，须用蜜水制炒，以杀其升发勇悍之性耳。故云参、芪无升、柴则不补肺而达肌表，故不可缺也。寒。陶尚文云：伤寒入里实热，外证潮热自汗，扬手掷足，揭去衣被，此为热入里而肠胃燥实也。轻则大柴胡汤，重则三承气选用，下之可也。里。又有身热汗出，热不退，脉洪大，口渴思冷，白虎汤主之，故为汗后解表之圣药也。热。更有产妇因脾阴不足，不能运诸食物，停滞于中，日晡发热，两腋汗出，似乎虚劳。误用四物汤，其热愈炽，不思食积阻碍而气郁发热之语，不用保和丸、黑沉丸捷效之法，反用滋补，而致淹淹待毙，诚为可叹也。实。《准绳》云：心之所藏，汲于内者为血，发于外者为汗，故云汗为心之液。而自汗之症，未有不由心肾俱虚而得之。十全大补汤、益血养营汤选用，甚则用人参五钱、附子一两，煎膏服之，或有愈者。盖附子禀北方癸水生于南，而人参禀南方戊土旺于北，戊癸相会，合而化火，心主得令则宁，而汗自收也。虚。谚云：用浮小麦二两炒香，大黑枣十枚共煎，服有神效。按：麦乃心之谷也，浮为入肺之象，枣乃脾之果也，黑为入肾之意耳。总之，心、肾、脾、肺四脏平和，则烦止而汗自收也。

按：桃枭①亦为肺果，得收涩之气，遂干于树上，故能固腠理而止汗。

按：阳明病，但头汗出，到颈而还，小便不利，渴欲水浆，此为瘀血在里，身必发黄，仲景用茵陈栀子大黄汤主之。茵陈禀北方之色，经冬不凋，傲霜凌雪，偏受大寒之气，故能除热邪留结，率栀子以通水源，大黄以调胃实，令一身内外瘀热，悉从小便而出，腹满自减，肠胃无伤，仍合引而竭之之法，此阳明利水之圣剂也。

平人热食，头汗出，俗名蒸笼头。因伤寒入里，当下不下，胃家积热，未曾荡涤故也，不必为治。至若疬疮、痛疽、痰饮、产蓐，皆有自汗，随其所患，分虚实治疗可也。

---

① 桃枭：即瘪桃干。

【附方】

黄芪建中汤　治气不足，体常自汗。

黄芪　桂各一钱半　白芍三钱　甘草一钱

加姜、枣，水煎，入稠汤一大匙再煎服。旧有微溏或呕者不用。

桂枝汤见呕吐门

当归建中汤　即桂枝汤倍芍药，加当归、饴糖，水煎。

补中益气汤见气门

十全大补汤见劳怯门

大承气汤见喘门

小承气汤见呃逆门

家秘沉香丸一名黑沉丸，见泄泻门

白虎汤见呃逆门

保和丸见呕吐门

大柴胡汤　治伤寒发热，汗出不解，阳邪入里，热结在里。

柴胡　黄芩　半夏　芍药　生姜　大枣　枳实　大黄

煎。

调胃承气汤

大黄　芒硝　炙草

少少温服。

益血养荣汤　即人参养荣汤。见五淋门

咳嗽

王肯堂曰：有声无痰谓之咳，有痰无声谓之嗽，有痰有声谓之咳嗽。无声非曰全无声也，嗽而易出，声不甚响也；无痰非曰果无痰也，咳而费力，痰不易出也。分而言之，嗽谓在脾，咳谓在肺，合而言之，总于心。何则？盖肺主气，声之所从出也；脾主受，痰之所由藏也；心主热，火之所由生也。夫肺之六叶，其色白莹，畏火而恶燥，心火未盛，则肺叶无伤，盛则干肺，肺受火邪则热而气阻，不能不发而为声也。脾属土，火不盛则脾得所养，盛则困脾，脾有留饮，因火化变而为痰。肺不受热，气化自清，亦可以荫脾，何至于生痰？脾不受热，则游溢精气，自足以滋肺，何至于成嗽？此肺与脾迭相为用也。今肺家受邪不已，气已壅塞，下流于脾，痰随气升，闭塞肺脘，此肺与脾互相为害也。由此观之，则脾肺虽分二脏，而咳嗽总归一病，皆心火之所致也。虽然心火固能致病矣，亦有得之于外感六淫之邪，未得表散而流连不解，以致心火亢而不散，何可归咎于心火乎？而病之始至，风寒与外邪而成之者，火也，内外夹攻，病斯成焉。不可以一端求，以表、里、虚、实、寒、热求之，咳无不宁，而嗽无不静矣。有外感风寒嗽、食积痰嗽、酒痰嗽，有火痰嗽、湿痰嗽、顽痰嗽、郁痰嗽、清痰嗽、干咳嗽之异，谨开列于后。

张介宾曰：邪从表而入，还从表而出。症有头痛恶寒之候，治此者，药不宜静，静则留连不解，久则变生他病。或传入大肠而为肛毒等候。宜用轻浮之品以治之，如十神汤、芎苏饮，冬月麻黄汤加薄荷、苏叶、前胡、桑皮、防风、半夏、枳壳之类，如参苏饮治咳唾稠黏之嗽也。外感嗽

秋冬之交，或为冷雨所淋，或为风寒所侵，或露卧星月之下，或寒天入水，以致哮喘，或肩背作寒，得热汤饮之则缓者是也。宜用吸药，肉桂、雄黄、鹅管石、款冬花、甘草等分，为末，用芦管挑吸入喉内，徐徐以清茶过口，或以此药蜜丸噙化。苏陈九宝汤，治寒痰之圣药。若热哮肩背不寒及恶热，去肉桂，加井泉石，若用煎剂，加半夏、南星、陈皮、茯苓、款冬、生姜、炙甘草之类。寒痰嗽

食后即嗽，胸膈不宽，其痰稠黏，觉有甜味，因素食肥美而发也。加之以兰叶，宜枳实、莱菔子、神曲、麦芽、山楂之类以消食，陈皮、木香、砂仁之类以顺气，半夏、南星以消痰，加生姜、竹茹以止呕，再用礞石滚痰丸下之。《医镜》加石膏、黄连，虽降火未能消食，以攻①食积痰嗽。

得之醉后，感冒风热，腹中有酒积，饮浊酒即发者是也。宜姜汁炒山栀、吴茱萸、黄连、酒炒黄芩以治火，贝母、瓜蒌、半夏曲之类以治痰，蛤粉、绿豆粉、玉露霜、天花粉以消酒，三苏汤之类以顺气。酒痰嗽

---

① 攻：原作"工"，据文义改。

湿痰嗽者，喉中漉漉有声，嗽而易出者是也。不宜用玄参、阿胶、知母，以其滋润也。惟以苍术、防风之类以燥湿，半夏、南星、姜汁竹沥以去痰，枳壳、橘红以顺气，黄芩、山栀以降火，火降则肺清，而咳自愈矣。_{湿痰嗽}

郁痰嗽者，胸臆胀满，连声不出，喉中有喘声，夜不得卧，上饱下饥者是也。不宜用麦冬、五味，以其补肺也。惟以枳壳、桔梗、便制香附以开郁，川贝母、瓜蒌、半夏以治痰，苏子、杏仁以定喘，茯苓、黄芩、便制山栀以降火，而郁自开也。_{郁痰嗽}

顽痰嗽者，胶住咽喉，咯不能出，必努力大嗽，而出少许如脂膏状者是也。不宜用煎剂，宜以末药消磨之，如青黛、蛤粉、海石、风化硝、明矾、瓜蒌、礞石之类，为极细之末，以姜汁竹沥和服，以其胶固不开，非轻剂不能愈也。_{顽痰嗽}

火痰嗽者，脉必沉实而弦，咳必面赤，用力久而后嗽出痰者，甚则呕出食物而后已，或嗜酒之客，酸味刺肺而致。不可用南星、半夏，以其太燥也。惟以知母、贝母、瓜蒌、竹茹之类以化痰，黄芩、黄连、山栀之类以降火，苏子、茯苓、橘红之类以顺气，或以六味地黄汤加陈皮、薄荷、葛花、夏枯草，此为清上补下之妙法，酒后嗜欲之人有之也。_{火痰嗽}

清痰嗽者，必待嗽而后痰出，其痰不稠黏者是也，宜用缓药治之。经云补上治上，制以缓之意耳。如贝母、天

花粉、茯苓、黄芩、竹茹、橘红、苏子之类是也。清痰嗽

干痰嗽者，平素阴血不足，虚火有余，喉中常痒，痒则咳有声，无痰，难治之症。张介宾虽云，治此者甘以养阴，润以养肺，使水壮气伏，其咳自愈，方用知母、玄参、阿胶、贝母、麦冬之类为主治，佐以黄柏、茯苓、花粉、山栀、甘草之类，加灯心、竹茹。然予思久服恐妨于食，须用补脾不碍肺、清肺不伤脾之剂，如地骨皮、麦冬、生地、枇杷叶（刷去毛）、蜜炙桂圆肉各满〔五〕山〔两〕，天冬、川贝母各畦〔二〕山〔两〕，米仁紫〔三〕山〔两〕，苏州薄荷叶（晒）畦〔二〕山〔两〕，以前药皆煎成膏，先入蜜，后加入米仁、川贝、薄荷末，早晚各铫服，累效。干咳嗽

骨蒸劳嗽，潮热面赤，黄芪鳖甲①金水两益之也。盖刑金有火制，火无水，总属阴虚。然阴虚之人，最怕水气干枯，失去抽芽生发之本，渐成炭质。上则为心火发炎以灼肺，下则为命门火添薪，以涸水而燥土，此五脏齐损，骨蒸劳嗽之所由成也。黄芪鳖甲汤保肺滋阴固是，本旨尤重在养肝营血，以作滋扶之主使，制火之水，生水之金，得上取下取，成其宛转相生之妙也。骨蒸劳嗽

肺痿咳嗽，痰带红线，嗽甚血脓，补肺汤兼门冬饮治之。肺气虚不能化血，故血干不流，只随火势沸上，火亢

---

① 黄芪鳖甲：原作"鳖甲黄芪"，此处似指"黄芪鳖甲汤"，据下文乙转。

乘金，不生气血而生痰，可知无血无液而枯金被火，肺叶安得不焦？故欲退彼之火，须是补我之金，金得补而生液，则水从液滋，火从液化也。肺处脏最高，叶间布有细窍，此窍名为泉眼，凡五脏之蒸溽①，从肺管吸入之，只是气从泉眼呼出之，便成液，息息无穷，溉灌周身者，皆从此出，即人身之星宿海也。一受火炎，呼处成吸，有血即从此眼渗入，碍去窍道，便令人咳嗽则见血，愈咳愈渗，愈渗愈咳，久则泉眼俱闭，吸时徒引火升，喉间或痒或呛，呼时并无液出，六叶遂枯焦矣，此肺痿之由也。补肺散中用杏仁、大力子者，宣窍道也；用阿胶，消窍瘀也；用马兜铃者，清窍热也。虽名补肺，全无一补药，而反以糯米补及脾者，但取母气到肺，自是轻清无碍，立方之旨，全从泉眼上着想，使此处呼吸无阻，则气入液出，肺不补而自补也。炙甘草汤，治肺痿之剂。肺痿咳嗽

梅核痰嗽者，咯之不出，咽之不下者是也。四七汤加白梅一个，即与梅核气同。梅核痰

声哑咳嗽，寒包热也，用半夏、生姜辛以散之。

久嗽声哑，肺管破也，死。

向一侧眠者，气血偏也，死。

面上桃子红者，名樱桃红，桃花开而死。

① 溽：湿润。

吐沫痰者，谓之水泛，死，不治。

嗽而洞泻，为脾肺绝，死。

喘急不休，汗出如油者，死。

咳嗽而足肿者，脾肺肾三经皆绝，死。

五脏咳状

咳而两肋痛者，肝咳也，白芥子、青皮最妙。

嗽而腰痛者，肾咳也。

嗽而中脘痛者，脾咳也。

嗽而鼻流清涕者，肺咳也。

嗽而口苦舌干者，心咳也。

气血虚嗽

嗽而遗溺，午前甚者，气虚也。

嗽而五心烦热，午后甚者，血虚也。

有嗽而无休止，汗出淋漓，喘急不能卧，气血俱脱，真危症也。欲挽回需用大剂，人参、肉桂二钱，童便冲服，或有生者，总之难愈。

诸嗽宜桔梗，谓其肺经本药，故不可不用，而不可多用，以其为舟楫之使，其性上行而不下，多用承载诸药不行，反能作胀也。

紫菀需用茸，以其下行，助肺气降肃止嗽，痰中见红，必用之。其头性温，反能损肺。

土贝母清咽间之火，治喉痒作嗽。

【附方】

西域方　治一切痰嗽及不足劳瘵、翻胃等症。

暗飞①　狗宝②　朱砂各苏［一］钱　西黄气［四］分
寸香畦［二］分　冰片紫［三］分　珠子③藿［六］分

共研末，人乳为丸桐子大，蜡固，或噙化，或梨汁
化下。

又方

沉香　木香　瓜竭④各轻［钱］苏［一］　暗飞苏［一］
轻［钱］满［半］　牛黄　狗宝各满［五］分　寸香畦
［二］分

为末，人乳丸，朱砂衣，黄豆大。二方又名宝德胜
金丹。

老人痰火，竟夜不安，用瓜蒌熟者去皮及子，共打
烂，布揽去渣，每一斤加饴糖一斤，共熬成膏，再加川贝
末气［四］钱，调匀。每嗽时挑一匙噙化，立止。渣壳焙
干为末，每服紫［三］钱，治热毒及乳癖。

吸药方　治痰火嗽。田恒蕃传

黄芩　川贝三钱　石膏生熟各二钱半　甘草二钱　款冬花
四钱

共为末，每二三分吸入喉，立止嗽。反嗽，饮茶

---

① 暗飞：疑为"阿魏"。
② 狗宝：为犬的胃结石。
③ 珠子：即珍珠。
④ 瓜竭：血竭的别名。

一口。

久嗽不愈，老人痰火，白蜜苏［一］斤，姜畦［二］斤，取汁，微火熬膏，称之如蜜。每含枣大，日三次。

又方　猪脂、姜汁各三斤，再入酒满［五］合，分三服。

哮喘鼎　六服止。

白信紫［三］分　雄精①畦［二］钱　明矾土各如上　滑石苏［一］钱　寸香苏［一］分　鹅管石煅，水淬，畦［二］钱

为细末，黄米饭为丸绿豆大。每服八九丸，冷浓茶下。

保肺丸　治久嗽声哑。王书山传

蜜炒桑皮藿［六］山［两］　麻黄　杏仁　款冬花　乌梅肉各满［五］山［两］　阿胶紫［三］山［两］　粟壳畦［二］山［两］

为末，蜜丸，白汤下二钱或三钱。

西域方

燕窝菜畦［二］山［两］　水晶糖如上

先将菜洗净，白滚汤同饭上蒸烊三次，早晚三次服，全效。治臭痰更妙。

吐痰咳嗽，胸膈胀满，兼脾胃作泻，真危症也。便制香附、生香附各气［四］山［两］，白茯苓四两，为末，

---

① 雄精：雄黄的别名。

蜜丸弹子大，空心细嚼一丸，甚妙。

【又嗽方论】

三锡治食积痰嗽发热，用半夏、南星为君，瓜蒌、莱菔子为臣，青黛、海石为使。为末，姜汁浸，蒸饼为丸服。

鼻流清涕，自汗头痛，肺脉浮，十神汤、芎苏饮最捷。冬天减去黄芩，以其性寒凉肺也。

酒痰嗽，胃中必留醋饮，射肺而致嗽也，宜淡味收痰之品。章涣庵用米仁、茯苓各四两，为末，白洋糖汤调下。其中有理存焉

夏暑之月，嗽而烦，心不安，辰砂益元散。

心脾不足，心跳动而嗽，口干，天王补心丹。

久嗽失音，曾经发散过不愈者，润肺散主之。诃子、黄芩、五倍子、五味子、甘草，为末，蜜丸，噙化。清音丸亦妙。桔梗、诃子各一两，甘草五钱，月石①、青黛各三钱，冰片三分，为末，蜜丸，噙化。

热嗽失音，多服凉药，声愈不出者，姜汁调消风散一服，或一味姜汁，治冷嗽失音尤宜。

寒热咳嗽，小柴胡汤加知母。一方加五味、白芍、桑皮。

---

① 月石：即硼砂。

阴气在下，阳气在上，咳嗽、呕吐、气促，泻白散加青皮、五味、茯苓、人参、糯米。

咳而呕吐，子母俱病，最重益胃气为主，二陈汤加白术、姜汁。

《准绳》云：饮食不节，致肝气不利，肺又冒寒邪，肝为浊道，肺为清道，清浊相干，咳嗽与痰食俱出，二陈汤加杏仁、木香、细辛各五分。

早晨嗽者，胃中有食积，至此时火气流入肺中，以知母、地骨皮降火。

上半日嗽，多属胃中有火，四君子汤加知母、石膏降之。

下半日嗽，多属阴虚，四物汤加知、柏。

黄昏嗽，多为火浮入肺，不宜用凉药，宜五味子敛而降之。

久嗽用诃子一枚，含咽津汁，瘥后不知味，煎槟榔汤服便佳。单方用石榴皮烧存性，为末，糖调三钱，屡效。

久嗽肺虚，必自汗倦怠，参、芪、阿胶、当归、白术、生姜、天冬、款冬、马兜铃、酒炒白芍。如气促有火，去人参，加沙参、紫团参①更妙。

久嗽用粟壳，不必疑其太敛。甚则暗飞盏最为灵妙，暗投二三厘见奇效。经云涩可去脱者是也。

① 紫团参：晋东南壶关所产之党参。

阴虚吐红痰者，坎离丸加人参、五味、麦冬、桑皮、地骨皮。

肥白人，好色，元气虚弱，咳嗽不止，琼玉膏主之。病后咳嗽面白，肺虚，生脉散主之。

肥白人，咳嗽自汗，日久不愈，人参膏以生姜、橘皮佐之。

经云：肺出气，肾纳气。咳嗽引动百骸，自觉气逆奔而上者，此肾虚收气不归，当以补骨脂、安肾丸主之，毋从事于宁肺也。

【附方】

家秘

麻①气 [四] 山 [两]，熬成膏，蜜收贮　胆星苏 [一] 两紫 [三] 钱　豆根　薄荷叶各风 [九] 钱　白芍紫 [三] 钱　川贝满 [五] 钱　橘红藿 [六] 钱　天虫②紫 [三] 钱　老月③如上　半夏满 [五] 钱　木香气 [四] 钱　干姜如上　牙皂紫 [三] 钱　姜黄　黄连畦 [二] 钱　丁香苏 [一] 钱　冰片苏 [一] 轻 [钱] 满 [半]

十神汤　治感冒咳嗽，鼻塞声重。

麻黄　葛根　升麻　川芎　白芷　紫苏　甘草　陈皮

---

① 麻：当为"麻黄"。
② 天虫：僵蚕的别名。
③ 老月：即老月石。

香附　赤芍药

加姜、葱煎。

参苏饮　治发热头痛，呕逆咳嗽。

人参　苏叶　干葛　前胡　半夏　茯苓　陈皮　甘草
枳壳　桔梗　木香

加姜、枣煎。本方去人参、前胡，加川芎、柴胡，名芎苏饮。

麻黄汤　治无汗而喘，脉浮紧，外感嗽。

麻黄　桂枝　杏仁　甘草

煎。

苏陈九宝汤　治寒痰嗽。

桑皮　大腹皮　陈皮　桂枝　薄荷　麻黄　苏叶　杏
仁　甘草

生姜三片，乌梅半个，煎服。

西域方　治寒痰，用鲜烟打汁，加白洋糖在内，一吐而愈。

又方　胆矾为末，每服三分，吐之而愈。

紫金丹见哮喘门

滚痰丸见哮喘门

家秘三苏汤　治时气，胸膈不快，呕吐痰涎。

三苏　陈皮　半夏曲　泽泻　柴胡　藿香　黄金①杏

---

①　黄金：疑为"黄芩"。

仁　桑皮

六味汤

生地　山药　山茱　泽泻　茯苓　丹皮

黄芪鳖甲散　治男女虚劳，五心烦热，怠惰，咳嗽，咽干，自汗，日晡发热。

蜜炙黄芪　炙鳖甲　天冬五钱　秦艽　柴胡　地骨皮　茯苓三钱　桑皮　紫菀　半夏　芍药　生地　知母　炙甘草钱半　人参　桔梗　肉桂钱半

每一两加姜煎。

补肺汤　治肺虚咳嗽。

人参　蜜炙黄芪　五味子　炒紫菀一钱　桑皮　蜜炙熟地二钱

入蜜少许，和服。

麦门冬饮

麦冬　当归　人参各五分　炙黄芪　白芍药　甘草炙，各一钱　紫菀一钱半　五味子七粒

水煎，食后服。

炙甘草汤　治伤寒，脉结代，心动悸，及肺痿咳唾，多心中温温液液①者。

炙草四两　生姜　桂枝三两　人参　阿胶二两　生地一斤　麦冬　麻仁半斤，研

---

① 温温液液：恶心貌。

大枣十二枚，水酒各半煎，内阿胶烊化服。

四七汤见气门

益元散见暑门

天王补心丹

生地酒洗，四两　人参　玄参炒　丹参炒　茯苓一用茯神
桔梗　远志炒，五钱　酸枣仁炒　柏子仁炒，研，去油　麦冬
炒　当归酒洗　五味子一两

蜜丸弹子大，朱砂为衣，临卧灯心汤一丸或嚼化。一
方有石菖蒲四钱，无五味子，一方有甘草。

消风散　治风上攻，头目昏花，项背拘急，鼻嚏声重。

荆芥　陈皮　厚朴姜汁炒　炙甘草五钱　防风　羌活
藿香　天虫　蝉蜕　川芎　茯苓　人参二两

为末，每服三钱，茶下。

小柴胡汤见疟门

二陈汤见气门

四物汤见血门

生脉散见气门

泻白散

蜜炒桑皮　地骨皮各一钱　炙甘草五分　粳米一撮
为末，水煎，食后服。易老方加黄芩。

四君汤　治虚劳。

人参　白术　茯苓　甘草

坎离丸 治阴虚咳嗽，即四物汤加知、柏，蜜丸。

琼玉膏 治干咳嗽。

地黄四斤　茯苓十二两　人参六两　白蜜二斤

先将地黄熬煮汁，去渣，入蜜炼稠，再将参、苓为末，和入，封瓷器内，水煮半日，白汤化服。《臞仙》加琥珀、沉香各五钱，自云奇妙。

安肾丸 治肾经久积阴寒，膀胱虚冷，下元衰惫，耳重唇焦，腰痛腿肿，脐腹撮痛，两肋刺胀，小腹坚疼，下部湿痒，夜梦遗精，恍惚多惊，皮肤干燥，面无光泽，口淡无味，不思饮食，大便涩泄，小便滑数，精神不爽，健忘。常服补元阳，益肾气。

肉桂不见火　川乌炮，去皮、脐。各一斤　桃仁麸炒　白蒺藜炒，去刺　巴戟去心　山药　茯苓　肉苁蓉酒浸，炙　石斛炙　草薢　白术　破故纸各四十八两

为末，蜜丸桐子大。每服三十丸，酒下或盐汤送下，空心食前。小肠气，茴香酒下。

肺痈附臭痰

肺痈之为患也，起于焦劳辛苦之人。经云，逆秋气，太阴不收，肺气焦满，此之谓也。外证恶寒发热，胸中隐隐作痛，吐如浆粥，若成脓者，不治。脉数大者可治，脉细数者难治。用甘桔汤一大剂吐之，自卷痰而出矣。

〔批〕喉风方　蟑螂一个，切作两片，以半片瓦上焙干，为末。

冷水调下一半，候好时再服，永不再发。

〔批〕双喉风　桑树皮捣汁，用米醋鸡毛扫，取痰为度。

〔批〕喉癣喉风　雄黄、寒水石、胆矾、鹅管石为细末，吹之。如牙关紧闭，从鼻孔中吹入，立效。张茂安传。

〔批〕又方　治喉癣。丝瓜子仁（去油取霜）三钱，少加冰片二三分，为末。

一方　青礞石、海螵蛸等分，每三钱填小雄猪肺中，煮烂，吃三个。

肺痈喘急，坐卧不安，用桑白皮（炒，刬）、甜葶苈（夹纸炒）一两，为末。每服满〔五〕钱，水二钟，煎七分，温服，以利为度。

一方　用长丝瓜子仁，每三十粒入口嚼之，白汤下。若转白痰，以白及末一钱，白汤下。

一方　牛筋树根皮为末，每服紫〔三〕钱，煮猪肺蘸食，愈。

一方　五倍子一味为末，稀粥为丸如米大，每服一二钱，白汤下。如欲吐恶心，略嚼生姜即止。此药最能长肺肉，去肺中脓血，亦治肺痰痿。调理：

天花粉一两　桔梗紫〔三〕钱　枳壳畦〔二〕山〔两〕
黄芩畦〔二〕钱满〔半〕　人中黄苏〔一〕钱　金银花一团
桑白皮三钱

水煎，徐徐服之。

日章先生云：臭痰将类肺痈，用土贝母畦〔二〕轻〔钱〕、百部紫〔三〕钱、杏仁二钱、丹皮钱半、金银花二钱、人中黄一钱，水二钟，煎七分，加菊花汁半杯，四帖愈，不愈则不治。

徐御医家传肺痈臭痰方 先将鲜活鲤鱼倒竖砂罐内，河水煮熟，去鳞并杂，清醋蘸食之，少顷，服后药一钟。下午又如前煮鱼法，又服药一钟，如此照前吃鱼法，服药五六钟，待吐脓痰不臭则不服药也。煎方：

杏仁 瓜蒌仁各香 [八] 钱 当归 甘草节各紫 [三] 钱 白芷 黄芪 生地 麦冬 薄荷各满 [五] 钱 桔梗 土贝母 连翘各苏 [一] 山 [两] 米仁香 [八] 钱 百合紫 [三] 钱

分作七帖，每加灯心二十茎，水煎服。若服鱼并药，吐脓不尽，或未穿，脓不出者，再用男子发灰调和新合消风散五钱，白汤服之，吐尽臭痰即愈。

百年陈芥菜卤，每一匙噙化咽。

又方 荼蘼花根、土贝母，煎几钵，终日吃之。

又方 败酱、黄杨头打汁，酒酿冲服。

甘桔汤 主开撮郁热而利咽喉。

甘草 桔梗多用能吐

消风散见咳嗽

诸痿

指航曰：痿者，筋脉痿软不能起于床，荏苒①光阴之

---

① 荏苒：蹉跎，拖延。

疾而无表症。《内经》治痿独取阳明，兼取冲脉。盖阳明者，五脏六腑之大源，主润宗筋，宗筋主束骨而利关节者也。冲脉者，筋脉之海，主澡灌溪谷，与阳明合宗筋。阴阳总宗筋之会，会于气街，而阳明为之长也。然皆属于带脉而络于督脉。是以阳明虚则宗筋纵，带脉不引，而足痿不能用也。《内经》又云：诸痿皆起于肺热。又云：治痿独取阳明。夫阳明者，燥金之令，肺苦燥，燥则叶焦，不能管摄诸脉，而脾亦受其困，故四肢不用而诸痿作矣。治之当以泻心补肾为主。《难经》所谓泻南方则肺金清而东方不实，何脾伤之有？补北方则心火降而西方不虚，何肺热之有？能使阳明实则宗筋润，能束骨而利机关矣，治痿之法无逾于此。虽天产之物作阳，然而味厚则能发热，与夫肺热矛盾，吾知必不能保安全也。不若淡泊蔬食，能清肺之益焉。外此，更有前阴柔痿不举者，有寒热之别。如入房太甚，宗筋弛纵，发为阴痿者，水衰而火亦微也，热八味丸主之；入房太甚而质具作强者，谓之强阳不倒，水衰而火独治之，冷八味丸主之。更有热极反痿者，如人在炎蒸之令，神气衰惫，必待凉飔①吹动即苏，则寒凉之药奚可遗焉！若以热味调之，终身竟为天宦，真可笑也。

〔批〕药酒方江宁胡似遽传　治中风瘫痪及不能起于床者，用黏米二斗，以水二十斤作酒。又用金雀花根不拘多少，打碎入酒蒸之，饮尽即效。

---

① 飔（sī思）：疾风。

《准绳》治一老者，痿病用虎潜丸不愈，加附子立愈如神，盖反佐有功也。

东垣治中书脚膝痿弱，脐下至尻阴①俱冷，服鹿茸丸旬日不效。诊其脉沉数有力，则知醇酒膏粱滋火于内，逼阴于外，热极反兼水化也。用滋肾大苦寒之剂投之而愈。

【选用方】

热八味丸即六味加桂、附，见喘门

冷八味丸即前方去桂、附，加知、柏

虎潜丸见劳怯门

清燥汤见厉风门

鹿茸丸见溲血门

清燥救肺汤　主治诸气膹郁，诸痿呕吐。

经霜桑叶三钱　石膏二钱半　甘草一钱　人参七分　胡麻仁炒，研，一钱　阿胶八分　麦冬钱二分　杏仁去皮、尖，炒，七分　枇杷叶去毛，蜜炙，一片

水煎，频频二三次滚热服。痰多加贝母、瓜蒌，血枯加生地，热甚加犀角、羚羊角，或加牛黄。

补阴丸

黄柏　知母俱盐、酒炒　熟地　败龟板酥炙，各四两　白芍　陈皮　牛膝酒浸，各二两　虎胫骨酥炙　锁阳酒浸，酥炙

---

① 尻阴：臀部及外生殖器。

当归酒浸。各两半

　　冬月加干姜五钱半。为末，酒煮羯羊肉为丸，盐汤下。

　　神龟滋阴丸　治足痿。

　　龟板四两，酒炙　黄柏　知母俱炒。各二两　枸杞子　五味子　锁阳各一两　干姜五钱

　　为末，猪脊髓为丸桐子大，每服七八十丸。

　　指航云：一以羯羊，一以猪脊。盖羊肉甘热，能补血虚，脊髓能通督脉，精不足者，补之以味也。大补阴丸中，知、柏之间加肉桂为使，而滋阴、滋肾二丸中，加干姜使之者，正所谓群阴之中必伏一阳，阴必从阳之义也。

　　金刚丸　治肾损骨痿，不能起于床。用萆薢、杜仲（炒，去丝）、苁蓉（酒浸）、菟丝子（酒浸）等分，酒煮腰子打和丸如桐子大。每服七八十丸，酒下。亦为精不足者，补之以味也。

　　指航云：按丹溪曰，有挟痰死血亦能致痿者。予治新产妇与强阳交接，以致瘀血不着而不行，留滞于气街，不能荣养宗筋。盖瘀血一息不去，新血一息不生也。虽服尽滋补膏粱，反助其瘀而且凝也，欲起于床可得乎？予制导痰破血之剂，遇明理依法而愈。若无知之辈反生诽谤，岂不饮恨乎？谨定活血苏桃汤加穿山甲末、醋制大黄、韭菜汁等类，取效者多矣。此候妇人最多，有三年、五年而不愈者，有痿而受孕几胎者，亦有终为不起而至于死，良可叹

也。活血苏桃汤见腹痛论中。

健步丸 虽为表邪而设，然非可定之法，录之亦可以广学者之识。

羌活 柴胡各五钱 防风三钱 川乌一钱 滑石五钱 泽泻三钱 汉防己酒浸，一两 苦参一钱 炙甘草 肉桂 瓜蒌根各五钱

为末，酒糊丸。每服十丸，愈风汤空心送下。愈风汤见中风门

秘方 治酒色过度，足痿不起床，下元虚也。金毛狗脊苏［一］斤，切片，酒拌，以柳木甑蒸之。为末，酒丸。每服四五钱，空心下。

秘方 治小儿足膝无力，不能立，用糯米、松毛。〔批〕见膝风门。痿方予多择其要者录之。

梦遗滑精论

梦与鬼交为梦遗，无梦而泻为滑精，与小便精出，尿后精来者，总一症也。其因有四：《灵枢》曰：怵惕思虑则伤神，神伤则恐惧而流淫不止。又云：恐惧不解则伤精，精伤则骨酸痿厥，精时下。盖过用其心则精神耗乱，不能下摄其精，邪火妄起，而为精泄，恐惧则气下而不止，此遗滑得之神志者也。经又曰：思想无穷，所愿不得，意淫于外，入房太甚，宗筋弛纵，发为筋痿，攻为白淫，此遗滑得之肝肾相火与夫淫邪过度者也。

仲景曰：虚劳之病，阴寒精自出。又曰：小腹弦急，阴头寒，脉微紧，男子失精，此阳虚阴盛，气不内摄，阴气乘阳，则梦与鬼交，此遗滑得之虚冷者也。外此，更有素有湿热饮酒厚味之人，中气混而不清，所输皆浊气，邪火妄动，此遗滑得之湿热痰饮者也。

【附选方】

神志者，养心安神为主：

妙香散 治梦遗失精，惊悸郁结。即辰砂妙香散，方见血门。

远志丸

茯神 白茯苓 人参 龙齿各一两 远志去心，姜汁浸 石菖蒲各二两

上末，蜜丸桐子大，辰砂衣之。每服七十丸，清晨热盐汤下。

茯苓丸 治肾消，两腿渐细，腰脚无力。

茯苓 黄连 花粉 萆薢 熟地 覆盆子 人参 玄参各一两 石斛 蛇床子各七钱五分 鸡膍胵三十具

蜜丸，磁石汤下。

恐惧者，益肾养心为主：

心肾丸 治水火不济，心下怔忡，夜多盗汗，便赤梦遗。

牛膝酒浸 熟地 苁蓉酒浸，各二两 菟丝子酒浸，研，

三两　鹿茸去毛，酥炙　附子泡，去皮、脐　人参　黄芪蜜炙
五味子　茯神　山药炒　当归酒浸　龙骨煅　远志甘草水煮，
去心，姜汁炒。各一两

　　为末，酒煮，糊丸桐子大。每服七十丸，空心枣
汤下。

　　心肾丸　治心肾不足，精少血燥，心下烦热，怔忡不
安，或口干生疮，目赤头晕，小便赤浊，五心烦热，多渴
引饮。但是精虚血少，不受峻补，并宜服之。

　　菟丝子淘净，酒蒸，捣　麦门冬去心，各二两

　　为末，蜜丸如桐子大。每服七十丸，空心食前盐
汤下。

　　金锁镇元丹　治真气不足吸，吸短气，四肢倦怠，脚
膝酸软，目暗耳鸣，遗精盗汗，一切虚损之症。

　　五倍子八两　补骨脂酒浸，炒，十两　苁蓉洗，焙　紫巴
戟去心　胡芦巴炒。各一斤　茯苓六两　龙骨二两　朱砂三两，
另研

　　为末，酒糊丸桐子大。每服二十丸，空心温酒盐汤
任下。

　　《句测》云：精气者，人身之宝，宝之所在，不可不
扃①具锁钥。锁钥不严，岂必大力者负之而走所宜？专锁
钥之守于心肾，重以去其怯，固以去其脱，骊珠在匣，知
玉门之上有金锁也。

---

① 扃（jiōng 坰）：从外面关门的门闩。

六味地黄丸见劳怯门

固本锁精丸　治精滑不禁。

沙苑蒺藜炒　芡实蒸　莲须各二两　龙骨酥炙　牡蛎盐水煮一日夜，煅粉。各一两

莲肉粉为丸，空心盐汤下。此方非固本锁精丸，名金锁固精丸。

固本锁精丸　治元阳虚惫，精气不固，梦寐遗精，夜多盗汗及遗泄不禁等症。此药大补元气，涩精固阳，累有神效。

山药　枸杞子　北五味　山茱肉　锁阳　黄柏酒拌，晒干，炒赤　知母酒拌，晒干，炒。各二两　人参　黄芪　石莲肉　海蛤粉各二两五钱

为末，用白术六两碎切，以水五碗煎至二碗，将术打烂，再用水五碗煎二碗，去渣，与前汁同熬至一碗如膏搜，和前药为丸如桐子。每服六七十丸，空心盐汤或温酒下。

大凤髓汤　治心火狂阳太盛，补肾水真阴虚损，心有所欲，速于感动，应之于肾，疾于施泄。此方固真元，降心火，益肾水，神效。

黄柏炒，二两　缩砂一两　甘草五钱　半夏炒　木猪苓茯苓　莲花蕊　益智仁各二钱五分

为末，芡实粉糊丸如桐子，每服五十丸。只用黄柏、甘草、缩砂三味，名正凤髓丹。只用黄柏、甘草二味，名小凤髓丹。古人云泻心者，非也，乃泻相火益肾之剂。

又大凤髓丹此方乃前方加法也

人参　益智仁　远志　龙齿各六钱　黄柏一两五钱　甘草五钱　砂仁一两　辰砂三钱

为末，芡实粉糊丸如寒豆大。每服七十丸，空心白汤下，加至百丸。

虚冷鬼交者：

桂枝龙骨牡蛎汤即桂枝汤加龙骨、牡蛎

八味地黄丸见喘门

天雄散

天雄①炮　龙骨煅。各三两　白术八两　桂枝六两

为末，每服五分。三服不止，稍增之。

玉华白丹　清上实下，助养根元，扶衰救危，补益脏腑。治五劳七伤，夜多盗汗，肺痿虚损，久嗽上喘，霍乱转筋，六脉沉伏，唇口青黑，腹肋刺痛，大肠不固，小便滑数，梦中遗泄，肌肉瘦悴，目暗耳鸣，胃虚食减，久疟久痢，积寒痼冷，诸药不愈者服之如神。

钟乳粉炼成者，一两　白石脂净，瓦上煅红，研细，水飞
阳起石用干锅于大火中煅令通红，取出，酒淬，放阴地令干。各五钱　左顾牡蛎七钱，洗用韭汁，盐泥封固，火煅，用白者

上四味，各研极细，和匀作一处一二日，以糯米粉煮粥为丸如芡实大，入地坑一日夜出火毒。每服一粒，空心

---

① 天雄：即附子。

浓煎人参汤放冷送下，熟水亦得。常服温平，不僭①不燥，泽肌悦色，祛除宿患。妇人久无妊者，以当归、熟地浸酒下，便有符合造化之妙。或久冷崩带虚损，脐腹撮痛，艾醋汤下，服毕，少以白粥压之，忌猪羊血、绿豆粉，恐解药力。尤治久患肠风脏毒。

巴戟丸

五味子　巴戟去心　肉苁蓉酒浸，去甲　人参　菟丝子酒浸　熟苄酒洗　覆盆子　白术　益智去壳，炒　猴姜②去心　小茴香各一两，炒　白龙骨二钱五分　牡蛎炒，二钱

为末，蜜丸桐子大。每服五十丸，空心盐汤下。

《测》曰：肾为牝脏，其间有神有鬼，神从阳气而依，鬼从阴气而现，故阴盛者必梦及鬼交，鬼交后必自汗发热，阴来逐我元阳走也。以固精益气法交肾于脾，交脾于心，敛三部之神于一室，梦中自有真阳作护法，何处容此鬼衾裯③也？

湿热者：

二术二陈汤即二陈汤加苍术、白术，一名苍白二陈汤　加连、柏、升麻、柴胡，下滋肾丸即黄柏、知母各一两，肉桂一钱，水为丸或猪苓丸。用猪苓末二两，先将一半炒半夏，令黄，取半夏共为末，糊丸桐子大，候干，更用前猪苓末一半同炒微裂，入砂

---

① 僭（jiàn 见）：过分。

② 猴姜：骨碎补之别名。

③ 衾裯（qīndāo 轻刀）：原指被褥床帐等卧具，借指男女欢合。

瓶内养之。空心盐汤、温酒任下三四十丸，常服于申未间，温酒下。半夏有利性，而猪苓导水，盖肾脏闭，导之使通也。至于补中益气汤、归脾汤、六味丸，为寻常调补。

热甚者宜：

龙胆泻肝汤 治肝胆实火，湿热下流，肋痛耳聋，胆溢口苦，筋痿，阴汗阴臊臭，阴痒阴冷，月蚀疮肿痛，白浊溲血等病。

龙胆草酒炒 山栀 黄芩酒炒 泽泻 车前子 当归 生地 柴胡 甘草生 木通

水煎服。

补中益气汤见气门

归脾汤见淋门

师尼寡妇，阴内痒，作虫，治用熟猪肝，切如质具大，纳入阴户，引尽虫则愈。

蛅蟖①烂臭，用轻粉、铅粉为末糁之，或用猪胆汁调敷，或用竹管刮薄，藏药胆汁在内，以质具浸入，再将线结挂在裈②裆二三日，热毒拔尽而愈也。

阴痿，相火盛而反作阴痿者，滋肾丸，然热者少而虚者多耳。又有失志而痿者，肾藏志故也，虎潜丸主之。

滋肾丸见前

虎潜丸见劳怯门

---

① 蟖（hàn 汗）：黑身赤头小虫。

② 裈：满裆裤，此指内裤。

秘真丸 治白淫，小便不止，精气不固及有余沥，及梦寐阴人通泄。

龙骨一两 大诃子皮五枚 缩砂五钱 朱砂一两，留一分为衣

面糊丸绿豆大，每服一二十丸，空心温酒、熟水任下，不可多服。一方用诃子五钱为末，黄米饭丸绿豆大，临卧以白汤服五分，服半料，永不再发。此方有愈、有不愈者，非药之故，为医者不分门而妄用之也。

秘方

白果肉 烧酒各气 [四] 山 [两] 白蜜畦 [二] 山 [两]
同煮，空心食之。

又秘方

益智仁 明乳香 朱砂各满 [五] 分

每服五分，入鸡子内烧熟，食三十个全愈，每晨吃一个。

滑精梦遗

大生地 山萸肉 麦门冬 鱼胶有石灰者不可用。各气 [四] 山 [两] 黄荆子炒，紫 [三] 山 [两]

共为末，面糊丸，空心白汤吞下三钱。面乃心之谷也。

白带方

川芎五分 制附子五分 苍术三钱 白芷一钱
为丸服。

呃逆 俗名打呃

指航曰：呃逆，气之上逆也。自脐下直冲出于喉噎之间，病而犯此，木败土衰，胃虚之甚矣。虽依古法治之，十不保其一二，而况于误治乎？然其中有表、里、虚、实、寒、热之别，治法有不同耳。

刘宗厚曰：有实、有虚、有火、有痰、有水气，独不言表。如丹溪曰，伤寒渴而饮水太过，而为水结胸，发呃者，表未全解也，以小青龙汤去麻黄加附①之句，岂非表症乎？或小陷胸汤治其里。若夫伤寒失下，地道不通，因而致呃者，当以寒药下之。有因饮食太过，填塞胸中，气不升降而呃者；有痰闭于上，火起于下，不得伸越而呃者。皆实症也，当下之。

中气不足，脉来虚微，气不相续而呃者，宜补中益气汤加生脉散、黄柏以降阴火，或少加附子，立愈。

传经伤寒，医认阴症，误用干姜、肉桂助其火邪，痰火相搏而为呃者，为热冲斥，宜黄连解毒汤，甚则白虎汤，内加竹沥治之。

阳明失下而呃逆者，大小承气汤下之。

夫水性润下，火性炎上，今其气自下冲上者，非火而何？大抵虚则补之，虚中须分寒热。如汗吐下后误吃寒凉

---

① 伤寒……加附：此论述出自龚廷贤《寿世保元》，非丹溪所言。胸，原作"脑"，据《寿世保元·呃逆》改。

过多，当温补之；如脾胃阴虚火逆，当平补之；挟热者，凉而补之。

又有痰饮停蓄，或暴怒气逆者，必形气俱实而无恶候，皆随其邪之所在，涌之、泻之、清之、利之可也。平人亦有呃逆者，因饮食太急、气分窒塞而致呃者，或饮汤喜笑，错喉而气呛，使痰水停膈而呃者，候气和自愈也。

丁香、柿蒂、干姜，止呃之圣药。丁香取其快膈，干姜取其散气，柿蒂取其凉中，有凉热并用之法也。

《素问》治呃之法，以草刺鼻，嚏之而已，无息而疾引之，立已。

灸乳下黑尽处一韭叶，男左女右，灸三壮，甚者二七壮。

产后呃逆，此恶候也，急灸期门三壮。屈乳头向尽处是穴，乳小者乳下一指为率，乳①陷中。祖庭坚取动脉处，炷如小豆大，法在乳下三肋动处。

指航治张含时虚火上浮而致呃逆者，日夜不已，口出无伦语，所谓郑声，故知其虚也。用降火扶虚之药，再以永寿丹重以镇之而愈。

又法　用面锣掷地，使病者一惊而愈。

【附方】

小青龙汤

麻黄　桂枝　白芍　甘草　细辛　干姜　五味子

---

① 乳：当作"肋"。

水煎。

小陷胸汤

黄连　半夏　瓜蒌
水煎。

补中益气汤

蜜炙黄芪　人参　炙甘草　白术　陈皮　当归　升麻
柴胡

姜、枣，水煎。

生脉散见气门

黄连解毒汤　治一切火热，表里俱盛。

黄芩　黄柏　栀子等分

白虎汤

石膏　知母　甘草　粳米
水煎，温服。

大承气汤见喘门

小承气汤

大黄　厚朴　枳实
水煎。

关格

经云：关格者，不得尽其命而死也。又云：关格之
病，嬴不能极于天地之精气则死矣。格者，阳盛之极，反

行阴道，故拒格而食不得入，令人吐逆，此清气反行浊道也，故名曰格；关者，阴盛之极，反行阳道，故关闭而溲不通，令人不得小便，此浊气反行清道也，故名曰关。清浊互位则天地变常，是以不得尽夫天命而死也。

云岐子云：寒在胸中，舌上白苔而水浆不下，故名格；热在丹田，小便不通，故名关也。胸中有寒，以热药治之；丹田有热，以寒药治之。

朱丹溪曰：热在下而寒在上，故多死。法当吐，提其气之横格，不必在出痰也。用二陈汤探而吐之，吐中便有降意。有气虚不运者，补气药中加槟榔，使清气升而浊气降也。

又法：先灸气海、天枢等穴各三七壮，其吐必止，然后用益元散等药以利小便。头无汗者可治，有汗者死。

天民兄修德，小便不通二旬，百药不效，捣地肤草汁，服之即通。

赵令仪女，吐逆，二便不通，无脉一日半，与大承气汤通其大便，小便即通。

【附方】

二陈汤 见气门

益元散 见暑门

大承气汤 见喘门

张三锡选用方：

柏子仁汤 治脉微弱，关格心烦者。二陈汤倍加柏子仁、人参，生姜汁煎，少加麝，再加郁李仁更佳。

既济丸 关格，手足冷，脉浮细。

熟附子　人参各一钱　麝少许

糊丸桐子大，再以麝为衣，灯心汤下七丸。

槟榔顺气汤 因劳后气虚不运，老槟榔为君，人参、白术、当归、黄芪、陈皮、升麻、柴胡、枳壳，加姜煎服。

二陈汤加木通、枳壳、生姜煎服，治中脘停痰，小便不通，两寸脉滑实，为痰膈中焦，气闭下焦。再不通，小胃丹、滚痰丸。

导痰通利汤 治吐逆，二便俱闭。即二陈汤加藿香止呕、人参、白术益气、柏子仁润燥、木通、泽泻、猪苓、山栀利水道、牵牛、大黄、槟榔、厚朴、枳壳利谷道、麝香、生姜开结为引，兼服木香和中丸。如五六日不大小便，大皂荚烧灰存性，研末，米饮下一钱，再吃熬猪板油苏〔一〕两，此妙法也。

八正散

车前子　木通　瞿麦　萹蓄　滑石　甘草梢　山栀
大黄

一方加木香，加槟榔、桃仁泥、枳壳、朴硝、灯草。

人参散 治大便秘结，小便如常，咽塞不通，食不下，有痰，左右手脉涩。此为血枯肠涩，为脾约病。

人参　黄芪各一钱　厚朴八分　地黄七分　桃仁　枳壳

各一钱　炙甘草少许

水煎，加竹沥、姜汁饮之。

麻仁汤

麻仁一升　芍药　厚朴　枳实各四两　杏仁　大黄各八两

水煎，作丸亦可。

指航按：《本草经》云，治小便不通，渐成中满，腹坚如石，脚腿胀破出水，双睛凸出，饮食将绝，痛苦不可名状，用尽利小便渗泻之药无功，诊其脉沉实有力，经谓诸胀腹大皆属于热者是也。此人奉养太过，膏粱积热，致损真阴，久则膀胱涸竭而致小水不通，火性上逆而为呕吐，上关下格，待死而已。云岐子云：胸中有寒以热药，丹田有热以寒药。故用黄柏、知母之苦寒，酒洗焙研，为丸如芡实大，用肉桂一钱引导之，全以肉桂为末衣之，吞服，有热性即消，寒性随发之意。每服一二百丸，百沸汤①下。少时如刀刺，前阴火烧之状，溺如瀑泉，床下成流，顾盼之间，肿胀消散，可见阴火销烁真阴，亦能令人胀满呕吐，与夫专用金匮肾气丸汤治水肿胀满则径庭矣。盖天地之生物，阴阳俱能生，俱能杀，信夫。

金匮肾气丸即六味加桂、附，则是八味丸，不若金匮②。疑或有加车前等味，待考。

---

① 百沸汤：久沸之水。

② 金匮：此指金匮肾气丸。

卷 三

中风附卒中暴厥、中恶、中气、中寒、蛊毒十恶①

诸风，中风为首章。中者，如发箭相似，谓其卒然而来，故为之中。《素问》曰：风为百病之长，以其善行数变，变化无定，中而伤人者。其因有四：中络者，肌肤不仁；中经者，躯壳重着；中腑者，即不识人；中脏者，即舌难言，口流涎沫。然中腑必归胃，中脏者归心也。偏枯半身不遂者，中络之病也；风痱于身无痛者，中经之病也；风懿奄忽②不知人者，中腑之病也。九窍不利，唇缓不收，失音耳聋，鼻塞目瞀③，大小便闭结或遗尿者，中脏而命危也。其有闭、脱二症。如两手握固者为闭症，两手散而多汗者为脱症，用活命金丹、苏合、牛黄等丸皆可。如脱症用之者，如人入井而下石也，岂不殆哉？故脱症以补为主。河间曰：如人将息失宜，水不制火，心神昏冒，卒倒无知，又五志过极而热瞀者，皆火也，治火为主。东垣曰：凡人年逾四十气衰之际，七情所伤，皆有斯疾，壮岁之时无有也。或肥胖人间有之，亦是形盛气虚所致。此皆非外来之

① 中风……十恶：原无，据原书目录补。
② 奄忽：疾速，倏忽。
③ 瞀（mào 冒）：目眩，眼花。

风，乃本气自虚也，治气为主。丹溪曰：东南卑湿之地，非中风也，皆湿生痰，痰生热，热生风也。王安道曰：北地耸高而多风，故为真中风也。三子之立论，云火、云气、云湿者，相类中风也，于风何相干涉哉？予选数方于下，以表、里、虚、实、寒、热六法治之，能概诸家之意云耳。

〔批〕口眼歪斜药酒方　防风、荆芥、天虫、苏叶、白芷各二钱，陈皮、南星各三钱，神曲一钱五分，连翘二钱五分。水煎服，三帖。然后用江子①一粒、寸香一分打膏贴，如左歪贴右手心，如口眼俱正即去之。

〔批〕又方　大枫子肉、玄胡索、麝香打匀，安手心中，以竹箍之，斜于左安于右，熨之。

【选方】

桂枝汤　治风从外来，入客于经络，留而不去。见呕吐门

胃风汤　治虚风症，能食，手足麻木，牙关紧急，目皮蠕动，胃风面肿。

升麻　白芷各钱二　麻黄　葛根一钱　当归　苍术　甘草　柴胡　羌活　藁本　蔓荆子　黄柏　草豆蔻

姜三、枣一，水煎服。盖风入胃中，求救于食，故能食。但方去风不去热者，以热随风外解矣。

---

①　江子：巴豆的别名。

豨莶丸　治中风口眼㖞斜，时吐涎沫，语言蹇涩，手足缓弱。豨莶草以五月五日、六月六日采叶，洗净，不拘多少，九蒸九晒，每蒸用酒蜜洒之，蒸一饭顷，日干，为末，蜜丸桐子大。每服一百丸，空心温酒下，米饮亦可。一方，豨莶一斤，加四物料各半两，川乌一钱半，羌活、防风二钱。

加减小续命汤　通治八风、五痹、痿、厥等症。

麻黄　人参　黄芩酒炒　白芍酒炒　炙草　川芎　杏仁去皮、尖　防己　官桂各五分　防风六分　制附子二分半

水煎，稍热服。

附云岐子加减法：

如精神恍惚，加茯苓、远志；心烦多惊，加犀角屑；骨节烦痛有热者，去附子，倍芍药；骨间冷痛，倍桂枝、附子；燥闷、小便涩者，去附子，倍芍药，入竹沥；脏寒下痢者，去防己、黄芩，倍附子、白术，热痢不可用附子；脚弱加牛膝、石斛；身疼痛加秦艽；腰痛加桃仁、杜仲；失音加杏仁；如或歌笑语无所不及者，用麻黄、人参、桂枝、白术，无附子、防风、生姜，有当归；自汗者，去麻黄、杏仁，加白术。春加麻黄，夏加黄芩，秋加当归，冬加附子。

论曰：风寒外中，而邪并于虚，则经络为稽留，病不在里，但其调营卫而经络自宣通，此经病治经之法，以麻黄汤加味表之。幸毋开窍，引风与冷腻犯胃也。

乌药顺气散　治中风遍身顽麻，骨节疼痛，步履艰难，语言蹇涩，口眼㖞斜，喉中气急有痰。

乌药　橘红二钱　麻黄　川芎　白芷　桔梗　枳壳炒，

一钱　僵蚕去丝、嘴，炒　炮姜　炙草五分

加姜、葱煎。虚汗者，去麻黄，加黄芪；手足不能举动，加防风、续断、威灵仙；拘挛加木瓜；脚气加牛膝、五加皮、独活。以上皆表剂

凉膈散方见疟门　治心火上盛，膈热有余，目赤头眩，口疮唇裂，吐血涎嗽，二便淋闭，胃热发斑，小儿急惊，痘疮黑陷，大人中风，手足瘫痪掣搦。加黄连，名清心散；凉膈散加石菖蒲、远志，名转舌膏；加青黛、蓝根，名活命金丹。胸膈乃燎原之地，所以清心宁神，转舌活命，皆出之凉膈散也，居功最多，不可以宣通肠胃之法轻訾①之也。转舌膏，加菖蒲、远志等分，为末，蜜丸弹子大，朱砂为衣，薄荷汤下。

三化汤　治外有六经之形症，先以续命汤表之，内有便涩之阻，以此主之。厚朴、大黄、枳实、羌活，即小承气汤加羌活，以其有拨乱反正之能也。此方攻里之峻剂，非坚实不可轻用。以上皆里药

升阳补气汤　治手指麻木。

人参　黄芪二钱　柴胡　升麻　芍药　生甘草　炙甘草　五味子五分

水一碗，煎五分，食远临卧时各服。所谓大指、次指麻木，三年必中。《准绳》云：有元气素虚之人，过于劳

---

①　訾（zǐ 滋）：毁谤，非议。

役嗜欲而卒然跌仆，状若中风，手必撒，口必开，非大剂人参用至斤许，岂能回元气于无何有之乡哉？

加味六君子汤原方见痰饮门　加竹沥小半盏、麦冬三钱、生姜三、大枣二，水煎服。口渴去半夏，加葳蕤、石膏；虚甚兼加附子。

按：中风方中不录此方者，治末而忘其本也。经云，脾土不及，令人四肢不举，用是汤补之。脾土太过，亦令人四肢不举者，《内经》中虽云及此，然实症十不见一，当审之。

正舌散　风中舌木，转语不正。

蝎梢去毒，二七个　茯苓一两

为末，每服一钱，酒调下。擦牙更效。

宝鉴正舌散　风中，舌强语涩。

雄黄研　荆芥穗等分

为末，每服二钱，豆淋酒①下。

资②寿解语汤　治中风不语，难疗之疾。

防风　附子　天麻　酸枣仁一钱　羚羊角　官桂八分羌活　甘草五分

水煎，加姜汁二滴，食远服。

按此方，风入脾脏，舌强不语。少阴之脉亦荣舌本，肾虚风入，舌不能言，吃紧之候。嘉言以此方去羌活，加

---

①　豆淋酒：黑豆炒焦，以酒淋之。
②　资：原作"次"，据《医门法律·中风门》改。

熟地、何首乌、枸杞子、甘菊、胡麻、天冬治之，获效。以上皆补剂

愈风汤论 数方相合为用，以病有兼症而邪不一也。复方之妙，用此药加减，行道诸经，久服之，大风悉去，营卫自和。有加减法

羌活　甘草　防风　当归　蔓荆　川芎　细辛　黄芪　枳壳　人参　麻黄　白芷　甘菊　薄荷　枸杞子　知母　地骨皮　独活　秦艽　黄芩　芍药　苍术　生地各四两　肉桂一两

共二十四味，以按周天二十四气，寒热温凉俱全，以按四时节序，欲愈四时之风，故名之也。为粗末，每服一两，水二盏，生姜三片，空心煎服，吞下二丹丸，谓之重剂。渣再煎，临卧下四白丸，谓之轻剂。若欲其微汗，用愈风汤①三两，加麻黄一两，作四服，加姜，空心服，吃粥，得微汗则住。若欲通利，用愈风汤三两，加大黄一两，亦作四剂，如前临卧服，得利为度。此药服之，不可失四时之辅。此方虽次序其中，杂用寒热，非久服之药，中病即已，或微汗、微下之后，则当补益正气为要。若胶于汗下，不亦招风，反取中耳？临症当细察之。

按：俞嘉言讥此方之甚也，犹恐后人为愈风之圣药，不得意②言之也。予思前贤用一种苦心而赞美之，必有功

---

① 汤：原作"散"，据《医门法律·中风门》改。
② 意：当作"已"。

于世，岂可遗害于后人乎？故录之以资后学。

又本方云：春将至，加入半夏、黄芩，迎夺少阳之气；夏将至，加石膏、黄芩、知母，迎夺阳明之气；季夏月，加防己、茯苓、白术，胜脾湿之患；秋将至，加厚朴、藿香、肉桂，迎夺太阴之气；冬将至，加附子、官桂、当归，为胜少阴之气也。四时调陈，用心之极，故不删去。四白丸何不用？牛黄丸为稳。二丹丸何不用？天王补心丸为稳。

四白丹 清肺养魄，谓中风者多昏冒，气不清利也，兼能下强骨髓。

白术　砂仁　白苓　香附　防风　川芎　甘草　人参五钱　白芷一两　羌活　独活　薄荷二钱半　藿香　白檀香一钱半　知母　细辛二钱　甜竹叶二两　麝香一钱，另研　龙脑另研　牛黄另研。各五分

为末，蜜丸。每两作十丸，临卧服一丸，分五七次细嚼之，愈风汤送下。

二丹丸 治健忘。养神定志，和血安神，外华腠理。

熟地　天冬　丹参　远志上三味各一两半，远志则用五钱茯神　炙草　麦冬一两　人参　丹砂另研　菖蒲五钱

为末，蜜丸桐子大。每服五十丸，加至百丸，清晨愈风汤下。

牛黄清心丸 治一切中风痰饮。

白芍药　麦冬　黄芩　当归　防风　白术一两半　柴

胡　桔梗　芎劳　茯苓　杏仁去皮、尖，双仁麸炒黄，另研。各一两二钱半　神曲研　蒲黄炒　人参二两半　羚羊角屑　麝香研　龙脑研，一两　肉桂去粗皮　大黄　豆卷碎，炒　阿胶炒。各一两七钱半　白薮　干姜炮。各七钱半　犀黄研，一两二钱　犀角屑二两　雄黄研，飞，八钱　山药七两　甘草炒，五两　金箔一千二百片，内四百片为衣　大枣一百枚，蒸熟，去皮、核，研成膏

上除枣、杏仁、金箔、二角屑及牛黄、雄黄、脑、麝四味外，为细末，入余药和匀，用炼蜜丸枣膏为丸，每两作十丸，金箔为衣。每服一丸，食后温水化下。小儿惊痫，即酌度多少，以竹叶汤温化。

秘天王补心丸

熟苄蘫［六］分　白茯苓圃［七］分　柏子仁四分　丹参七分　百部气［四］分　菖蒲四分　杜仲四分　川贝满［五］分　天冬七分　远志畦［二］分　五味气［四］分　人参五分　茯神四分　防风五分　炙草四分　山药六分　麦冬去心，六分

蜜丸弹子大，金箔为衣，灯心红枣汤下。

有痰证：

涤痰汤　治中风痰迷心窍，舌强不能言。

南星姜汁炒　半夏泡。各①二钱　枳实一钱　茯苓一钱半　橘红一钱　石菖蒲八分，鲜者更妙　人参　竹茹各七分　甘草

---

① 各：原作"合"，据《严氏济生方·涤痰汤》改。

五分

水煎服。症急药缓，恐不能速效。热症可加牛黄丸，虚症可调天王补心丸。

瓜蒂散 瓜蒂、淡豆豉、赤小豆，煎汤吐之。

稀涎散

半夏十四枚　猪牙皂一挺，炙

哎咀，作一服，水煎，入姜汁少许，徐徐灌之。治风涎不下，喉中有声。

又方　明矾合牙皂等分，为末，白汤调服。治涎多难散，又非小吐不可。

又方　莱菔合牙皂等分，水煎半杯，吐之。

又方　虾半斤，入酱、葱、姜水煮。先吃虾，后吃汁，以鹅翎①探吐。治风多涎少，人事不昏。

又方　藜芦末梢，加寸香，或五分，或一钱，灌入鼻内吐之。一吐不已，再吐。若气血两虚者禁之。

又方　橘红一斤，逆流水②浓煎汁吐之。

又方　中风不省，用明矾二钱，为末，姜汁调下，吐出痰涎。不吐即化下。

秘方牛黄琥珀丸 治中风痰厥，小儿惊搐。

牛黄　琥珀　麝香　走珠③　冰片各哇 [二] 轻 [钱]

---

① 翎：原作"领"，据医理改。

② 逆流水：流动过程中回旋倒流的水。古时多用来煎煮发吐药物。

③ 走珠：疑为"珍珠"。

人参香 [八] 轻 [钱]　　赤金苏 [一] 轻 [钱]　　雄精藿 [六]
轻 [钱]　陈胆星畦 [二] 山 [两]　　白附子　僵蚕　天竺
黄　钩藤各苏 [一] 山 [两]　　煅礞石藿 [六] 轻 [钱]　　防
风香 [八] 轻 [钱]　　天麻　蝉蜕　朱砂各藿 [六] 轻 [钱]
全蝎风 [九] 来 [十] 香 [八] 枚

　　为极细末，炼蜜丸，重一钱，白滚水送下。如身发
热，薄荷灯心汤下。镇江杨修亭先生传

　　苏合香丸见气门

　　防风通圣散　治中风眩晕，语言塞涩，牙关紧急，便
多阻碍。盖风热壅遏，而表里俱盛，是为闭症，急宜从上
下之窍导宣通之，使风热各有去路，而壅遏者自无壅
遏也。

　　防风　荆芥　连翘　麻黄　薄荷　川芎　当归　白芍
白术　黑山栀　大黄酒蒸　芒硝五钱　黄芩　石膏　桔梗一
两　甘草二两　滑石三两

　　加姜、葱煎。自利，去硝、黄；自汗，去麻黄，加桂
枝；涎嗽，加姜制半夏。

　　省风汤　治半身不遂，口眼㖞斜，病在经络也。

　　防风　生南星四两　白半夏水净洗，生用　黄芩　甘草
生用。各二两

　　㕮咀，每服四钱，水二碗，姜十片，煎至一中盏，无
时温服。

　　论曰：痰挟热而生风，中于经络，见及面部也。病无

关于本，不必治本，而若痰若热在标症中，更无关于风，故并可省风也。二方皆可入表剂。

疏风汤 治皮肤顽麻不仁。

麻黄二钱 益智仁 杏仁六分半 炙草 升麻三钱三分

水煎，温服。脚发热加水葫芦，冬月不可用。

论曰：卫受风邪，肺主皮毛，必先及之。若表一滞，则荣卫之行迟，则顽麻不仁之症遂见焉。以其着而为实，故不妨从麻黄汤例酌而用之，以疏及肺中卫气，金郁则泄之是也。

青州白丸子方见痰饮门 治男女手足瘫痪，壅盛呕吐痰涎，及小儿惊风。

《句测》云：风寒稽留，痰涎壅塞。风寒表病也，入于内则成稽留，故多壅塞，有所挟焉。所挟非寒疾即冷气，得寒冷而壅塞者，得温热以豁之，则壅塞者无壅塞，而稽留者自不稽留矣。

宣明地黄饮子 治寒气滞而不能言，足废不用。肾虚弱也，不至舌下。

熟地 巴戟 山萸肉 肉苁蓉 石斛 制附子 五味子 茯苓 石菖蒲 远志肉 官桂 麦冬各等分

为末，每服三钱，生姜五片，大枣一枚，薄荷叶七片，水煎服。

黑锡丹 治冷气冲逆，吐痰不已，乃其元虚惫也。膀胱久冷，夜多小便，女子为血海久冷而带下，及阴症阴毒，四肢厥冷，不省人事。急用姜、枣煎汤，吞下百丸，即便回阳。

沉香　胡芦巴　附子　阳起石研末，水飞。各一两　肉桂五钱　补骨脂　大茴香　肉豆蔻面煨　木香　金铃子蒸，去皮、壳。各一两　硫黄　黑锡烊①，去渣净。各二两

用铁盏或铫结黑锡、硫，炒成砂子，地上出火毒，研极细，自朝至暮，研至黑光色为度，酒糊丸如桐子大，阴干，布袋中擦令光莹。每四十丸，空心盐汤，或枣汤、盐姜汤下，女人艾枣汤下，急症用百丸。

《句测》云：气属阳而多温，何由有冷上冲？盖阴幽之气，从肾而逆也。肾离其位，则根于肾者何不离？以故阴幽之水亦随冲气而为痰，总是坎元无火，阴不受纳也。若欲折冲砥逆，须是大破其阴，纳火归源而镇定之，使火纳则离位之气与水无不从温而下纳，此奠鳌立极②之法也。日章先生之永寿丹，祝先生之集庆，亦此意也。一方无阳起石，治真头痛。

三因白散子　治肝肾中风，涎潮壅塞不语，呕吐痰沫，及阴症，六脉沉伏，霍乱吐泻，小便淋沥不通。

大附子去皮、脐，生　滑石各五钱　制半夏七钱半

为末，每服二钱，姜七片，蜜半匙，水煎服。

---

① 烊：原作"洋"，据医理改。
② 奠鳌立极：当作"断鳌立极"。古代神话，谓女娲断鳌之足以立地之四极。比喻开创新局面。鳌，巨龟。

嘉言论此方云，浊阴上逆，缘肝肾之气厥逆而上，是以涎潮壅塞，舌喑不语，吐咯不出，故非附子不能驱其浊阴，下走阴窍也。浊阴既上逆，下窍必不通，故以滑石之重引浊阴，仍顺走前阴之窍，亦因附子之雄入之势而利导之也。恐浊阴与胸中之湿痰两相留恋，再加半夏以开其痰，庶几涎沫与浊阴俱速下。方中如此妙义，不明言以教后人，殊为可惜也。以上皆热方。

竹沥汤　治四肢不收，心神恍惚，不知人事，口不能言。

竹沥　生葛汁各二升　生姜汁二合

三汁和匀，分温三服。

按：人身之积痰积热，常能招外风，结为一家，令人精神恍惚，消风清热开痰，其神自然安也。

千金地黄汤　治风热心烦及脾胃热壅，食不下。

生地汁　枸杞汁各五升　真酥即羊乳　姜汁各一升　荆沥　竹沥各五升　人参八两　茯苓六两　天门冬八两　大黄　栀子各四两

后五味为末，调入前诸汁中。每服方寸匕，渐加，以利为度。

按：养血豁痰，难于两用，姑举此方为例，以听临症酌用。又四肢不举，脾土属虚属实，两途异治。苟其虚实不甚相悬，此方更在所必用。法无穷尽，未易言也。以上数方为热而选。

喻嘉言云，中风症，仲景之方首推侯氏黑散为主方，后人罔解其意。指航云：《素问》谓邪害空窍，则有中经、中络、中腑、中脏之别，非比伤寒传经尽则为病愈矣。其中风则不然也，虽先中于络，次传于经，又次传及腑，而至于入脏，则难治疗矣。而脏症虽愈，而腑症犹存，腑症虽愈，而经症犹存，经症愈矣，而络症尚在，若不用填空窍之法，而又次第相传入脏之危殆又至矣，故不与伤寒传经尽而愈者比也。故予分为六治，其症稍愈之后，而侯氏黑散可作善后调理之药，诚为填空窍收功之圣剂。若欲冠诸群方之首，则未尽善也，以其内有明矾兜涩之过耳。

侯氏黑散

甘菊花四两　白术一两　细辛　茯苓　牡蛎　人参　明矾　防风　黄芩　当归　干姜　芎䓖　桂枝各三钱　桔梗八钱

共十四味，杵为散，酒服方寸匕，日三服。初服二十，用温酒调服，冷食六十日止。盖冷食自能助药力，热食则下而无效矣，故宜食冷。忌一切实、肉、大蒜，嫌其臭而且热也。

活络丹见痹门

牛黄起死丹　治一切痰火，半身不遂，口眼歪斜，角弓反张，直视内吊，天吊不语，不分男女大小并妙。

牛黄紫[三]分　老暗熊胆苏[一]细[分]　生大黄畦[二]分　麝香三厘　月石二分　朱砂一分　木香一分　巴霜

半分　蝉蜕半分　郁金苏［一］分

共为细末，绿豆粉为丸芥子大。每服二厘，重者七厘为止。中风不语等症，姜汤下；伤寒阳厥，金银花汤下，阴厥，姜汁下；痰饮，茶下；远年近日咳嗽，白糖汤下；小儿急慢惊风，薄荷汤下；天吊内吊，钩藤汤下。

〔批〕神功丹　麝香一两，生藿香四两（用姜、葱二汁拌，晒三次），生苏叶四两（制法如前），滑石一两（漂），建乌梅肉一两，朱砂五钱（漂，为衣），雄黄一两（漂），广皮二两，木香一两，甘草五钱。上十味，水法为丸如菜子大。每服六七丸，白汤送下。

中风涎潮，不省人事，柏叶、葱白各一握，打如泥，无灰酒一升，煎一二沸，温服。如不能饮，作三四次。

家秘梅花独点

人中白　全蝎　广皮　硼砂　乌药　五月　沉香　厷王①　旦生②　朱少③　川乌　青黛　僵蚕　犀角　贝母　豆根　中孚粉④　天竺黄　鹅管石　白附子　青礞　寒水　百药煎重楼　麝香　琥珀　牙皂　郁金　珍珠　牛黄　冰片　麻黄气［四］山［两］　薄荷畦［二］山［两］

煎膏，入蜜少许为丸，腊固用。

卒中暴死症

经曰：暴中卒死，皆属于火，故名火中。盖火性急烈

---

① 厷王：疑为"雄黄"。
② 旦生：疑为"胆星"。
③ 朱少：疑为"朱砂"。
④ 中孚粉：疑为"钟乳粉"。

故也。速死之病，不可救也。是以杯酒未尽，言语未全，势如破竹，一旦而脉绝气绝，十不活一，其名为卒死。中风之外，复有六中，而卒中其一也，虽有古法治之，然终无益于事也。外此，则有中气、中食、中寒、中湿、中暑、中恶之五中，各有分辨治法。其中暑、中湿、中食在本门，故不多赘。

中恶

指航云：中恶之症，由幽阴之处，人迹不到，必阴恶之气聚结不散，人触犯之，忽然倒地，手足厥冷，肌肤粟起，头面青黑，精神不守，错言妄语，牙关紧急，晕倒不知人，此是卒厥。客忤①、飞尸②、鬼击③、吊死、问丧、入庙、登塚④，多有此疾，苏合香丸灌之，家紫金锭亦妙。苏醒后，调气平胃散主之。

【附方】

苏合香丸见气门

秘紫金锭 治伤寒时气，热极发黄发狂，昏乱胡言，不省人事，心神昏愦，及一切恶毒，死马牛，毒蛇蝎，恶疮，并小儿急慢惊风。

---

① 客忤：因忽然强烈的意外刺激而引起的精神失调。
② 飞尸：忽然而至，疾如飞走的病症，为脑卒中的五尸之一。
③ 鬼击：鬼疠之气击着于人而发的病症。
④ 塚：坟墓。

大戟苏[一]两满[半]　朱砂一两　续随子取肉，去油
草紫河车各一两　五倍子哇[二]山[两]　雄黄一两　山慈
菇去皮，取净肉，二两　麝香紫[三]轻[钱]　山豆根一两

为细末，以糯米糊，石臼内杵千下，每一钱作一锭，
生薄荷汁和水磨服。一名万病紫金丹。

调气平胃散

木香　乌药　白豆仁　檀香　砂仁各一钱　藿香二钱
厚朴　陈皮各一钱　甘草五分　生姜

水煎服。

中气

中风与中气相似，但中风身热而中气身冷，中风脉浮
应人迎，中气脉沉应气口。以气药治风则可，以风药治气
则不可也。苏合香丸之类主之。

中寒

中寒之症，身体强直，口噤不语，或四肢战掉，或卒
然晕倒，身无汗者，此寒毒所中也。其异于伤寒，何也？
盖伤寒发热，而中寒不发热也。干姜附子汤主之。

【附方】

干姜附子汤

干姜　制附子等分

每服四钱，水煎服。或虑此药性太燥，即以附子理中

汤相继而服。本方干姜易炮姜，加人参、白术、炙甘草，名附子理中汤。

蛊毒十恶之症

岭南人欲肥其家，延诸蛊鬼供之静室，三年内必药死一人而奉之，无论至亲友并外方客商，死满三人，则送蛊魔于道旁，仍还带来原银若干。候其后人亦欲肥家者，请去中蛊毒者，亦如之。何也？已中蛊之病，吐如鸡肝烂肉，心腹绞痛者是也。方用马兰根为末，水服方寸匕。白蘘荷叶，密安病者席下，勿令知觉，自呼蛊主姓名。

厉风闻岭南有麻风城，至如恩爱夫妻，有一毫厉气，即别人此城，似乎永别也。何以岭南极难见功？以其山岚湿热之毒最盛也。

附癣方、鹤膝风、鹅掌风、小儿赤游风方[①]

山甫曰：厉风者，天地杀物之风也，燥金之气也，故令人疮而不脓，燥而不湿。毛落眉脱者，燥气伐其荣卫，而表气不固也；遍身癫疹者，上气下血俱病也。盖诸痛属实，诸痒属虚。然厉风之痒果多，是虫虫[②]之生也，因风化之因，卫气先虚而致之也。以愈风丹先治其表，玉屏风散以实其腠。丹溪云：厉风属肺，归重于手足阳明之经。

---

① 附癣……风方：原无，据原书目录补。
② 虫虫：灼热貌。

盖手足阳明，胃与大肠也，脾肺二经之腑也。脾主肌肉，肺主皮毛，乃病及脏腑也。治法必先取阳明，而及于太阴，此本而标之义也。

指航云：湿热合蒸，后而风生焉。风胜则生动物，如草腐化萤之理也。在上者，以醉仙散，取涎血从齿缝中出；在下者，以通天再造散，取恶物虫积于谷道中出。后用防风通圣散调之，可彻上下之余毒也，更用三棱针刺委中出血。又法，当要视其遍身无毛处，为风虫所房之地，用针刺断其路，毋使其蔓延满身。做断之后，复以无毛处刀划十字，以桑条二十斤煎膏，入石灰点之，候其溃后结痂为愈。然不断厚味发气之物，终不免于救援也。大约风劳鼓膈，皆是虫症，唯此病恶且惨也。如虫食肝则眉落；食肺则鼻崩；食脾则声哑；食心则足底穿、膝虚肿；食肾则耳鸣啾啾，耳弦生疮，或痒痛如针刺；食身则皮痒如虫行。自头面起为顺风，自足下起为逆风，顺着易治，而逆者难医也。予用铁刷丸，加大枫肉（去油），打出寸白虫数升而愈。必要淡薄滋味，可收全效。

〔批〕治大麻风方　用赤练蛇一条，入尿坑中候烂，去尿，入白黏米一升拌匀，日干。用童雌鸡一只，令饿周时，与食尽黏米，其鸡毛自脱落，去杂，酒煮食之。令病人入河中洗浴，其虫自出而愈。

【附方】

秘方　天雨曼陀罗花十朵，焙为末，酒调服。要被覆之出汗，不可见风，见风则如痴如醉。不服十次，遍身滑且润也。此怪方也，治诸风，功效甚捷。

醉仙散　治厉风遍身麻木。

胡麻子炒　牛蒡子炒　枸杞子　蔓荆子炒。各一两　白蒺藜　苦参　防风　瓜蒌根各五钱

为末，每服一两五钱，入轻粉二钱拌匀，服一钱，清茶下，晨、午各一钱。服至五七日，牙缝中出臭涎，令人如醉，或下脓血，病根乃去。仍量人病之轻重而用，如病重者，先以再造散下去虫积，候元气将复，方用此散。诸蛇，以淡酒蒸食之，能助药力。

通天再造散　治大风恶疾。

郁金五钱，煨　大黄　角刺黑大者。各一两　白丑头末半生半熟，六钱

为末，每服五钱，日未出，面东南，无灰酒下。

愈风丹　治足三阴亏损，风邪所伤，肢体麻木，手足不随。

天麻　牛膝酒浸，焙　草薢　玄参各六两　杜仲七两羌活十四两　当归　熟地　生地各一斤　独活五两　肉桂三两

每服五七十丸，白汤下，蜜丸如桐子大。

玉屏风散

炙黄芪　防风一两　白术炒，二两

为末，每服二钱。

防风通圣散见中风门

清心莲子饮　治午前发热，气分药也。

石莲肉　人参　黄芪　茯苓　柴胡各三钱　黄芩炒　地骨皮　麦冬　车前子　炙草各二钱

空心服。

补中益气汤见气门 治脉数无力，阳气虚也。

四物汤见血门 加丹皮，治午后热，脉来数而无力，阴血虚也；加参、术，治气血两虚，午前、黄昏俱发热；加参、芍、芪，治热从两肋起也，肝虚也；加参、术、知、柏、五味、麦冬、肉桂，治热从脐下起，肾虚也。

清燥汤　治肺受湿热之邪，痿躄①喘促，胸满食少，色白毛败。

黄芪钱半　苍术炒，一钱　白术炒　陈皮　泽泻五分人参　茯苓　升麻　当归三分　生地　麦冬　炙草　神曲炒　黄柏酒炒　猪苓二分　柴胡　黄连炒，二分　五味子九粒

每服五钱。

六味地黄丸见劳怯门　其热昼见夜伏，夜见昼伏，或无时。从脚起者，无根虚火也，或用八味丸方见喘门。

〔批〕治癣方　猪板油、真川椒、陈松萝茶各四两，好生酒一埕②，以前药悬于酒中煨之。服去皮上即痒，再用米醋、明矾一块蘸擦，即能除根。兼治脓窠疮。

〔批〕蛇皮风　金色密陀僧为细末，麻油调敷患处。

十全大补汤方见劳怯门　加麦冬、五味，更以附子末贴

---

① 躄（bì 必）：跛脚。
② 埕（chéng 城）：酒瓮。

涌泉。或大便溏泄，口吸冷气，急用之。

秘方　天荷叶、豨莶草各等分，酒糊丸，每服气[四]满[五]钱。

昆山六味丸

苦参二斤　荆芥十二两　白蒺藜一斤　防风六两　草胡麻二斤　大枫肉春五两，秋六两

共为末，泛为丸梧子大。再用当归一两，白芷、白术、薄荷、白茯苓、朱藤花各一两，为末为衣。此方藜藿之辈药，故屡效。若施于膏粱富贵人，当作燥症治之可也，不尔，则生眩疾，慎之！

〔批〕飞步丹　治下风。丁履庵传。苍术香[八]山[两]，草乌气[四]山[两]（不去皮、尖），抚芎、白芷各一两，生姜、连须葱各四两。共打匀，入瓷礶内打实，令纸封好，春三、夏二、秋五、冬七日窨过取出，晒干为末，醋糊丸桐子大。每服十五丸，渐加至二十丸。尤忌一切发气。

铁刷丸一名追虫散

大黄苏[一]山[两]　黑白丑畦[二]山[两]　木香紫[三]轻[钱]　白槟榔一两　甘草苏[一]轻[钱]　牙皂苏[一]轻[钱]满[半]　雷丸三钱

为末，每服三钱，大人五钱，空心糖调下。

御制大麻风秘方

防风　荆芥　白芷　白术　白蒺藜　归尾　苦参各气[四]山[两]　大胡麻　小胡麻炒。各来[十]藿[六]重

［两］　土牛膝二钱半　大枫子一斤，去壳

用多水煮，将干，下灯草，取去油，煮极烂为度。再用纸包，以热砖夹去油；不净，复煮，仍以热砖夹，责务去油尽。晒干，入前药末中，水泛为丸。每服日三次，看人体强弱，或三钱或四钱，年深患重者服至二三年。患此症药方最多，无如此方也。戒房事并发物。〔批〕若患轻者，服十日见效，令其全好，切不可半途而废，可惜前功。昔有广东尚王宫主患斯疾，服是方而愈。

鹤膝风

指航曰：鹤膝风者，风寒湿之痹于膝者也。如膝骨日大，肌肉日枯而瘦，且不可治其膝，先养血气，使肌肉渐荣，而后治其膝可也。与半身偏枯症，大同小异。既然偏枯矣，急灌其未枯者，而枯者亦得复荣也。若用麻黄、防风散风之品，鲜有不全枯，速其死也。小儿鹤膝风，用六味地黄加鹿茸、牛膝，其意最善。盖小儿患此，非风寒湿之故，多因禀受薄也。

【附方】

六味地黄汤见怯门

秘方　用糯米饭、小曲、白莱菔共捣烂，趁热罨在膝上。

又方胡瀛源传　用白黏米饭，入松叶捣烂，趁热罨在痛处。

鹅掌风

薛先生用积船灰同柏叶熏之。

予按：风之物，变端百出。有言三十六风，甚言七十二风，无定之论，总之不明经络之应也。有自内，必形之于外。厉风之症，内外皆病，因名之以风，必先从燥生。故皮肤皲皴、身如甲错等语，非燥之属乎？是以善治风者，治燥为主，燥体润泽，则大风悉去矣，驱内虫群，则皮肤之虫，巢薮①已败，则不敢留于肤腠间矣。

【附方】

一方

银朱苏〔一〕轻〔钱〕满〔半〕 雄黄 朱砂 飞丹各轻〔钱〕苏〔一〕 轻粉满〔五〕分

共为细末，白及、白芷、白附子各紫〔三〕轻〔钱〕，先将麻油一两，用白及等煎至黑者，去渣，入细末沸。候温，擦患处，以火烘干，以愈为度。

〔批〕又方 治掌风，作燥气治之，故用鳖一个，其性滋阴。复用胡椒三钱之热者，燥复畏寒之句也。用茯苓二钱者，燥从湿生也。同入罐内，煮熟，不用盐酱，淡食之，三次效。

一方 白牛粪、麝香打和匀，先将苦参煎汤洗患，敷之立愈。

---

① 薮（sǒu 叟）：人或物聚集的地方。

一方　用白凤仙花叶，不拘时擦手心。

一方　治手掌脱皮风疾，夜合草花煎汤熏洗，三四次愈。

【附】

小儿赤游风秘方陈秋圃传

儿茶　炉甘石各紫［三］轻［钱］满［半］　朱砂二钱
冰片五分

用倾银礶，将甘石入内煅炼，再用川连、黄芩煎汁，看甘石煅红，入煎汁，取起再煅，如此七次，同研细末，无声，以麻油调匀，鸡毛刷上。若治刀斧伤，加轻粉三钱半。

〔批〕赤游风方陈子郿传 蟑螂一个，捣碎，填在脐内即愈。

痛风

《素问》曰：风为百病之长也。而痛风有风、寒、湿、痰、血五者不同之别，惟以风名之者，得非以其善行数变，长于诸邪之故乎？《内经》又曰，诸风掉眩，诸痉强直，支痛缓戾①，皆为足厥阴肝经风木主令，盖风主动摇故耳。又云，风寒湿三气杂至，合而为痹，其风为之首也。由②此观之，诸痛痹之根，无风不成斯疾矣。以其风

---

① 缓戾（ruǎnlì 软立）：缩短扭曲。缓，缩短；戾，扭曲。
② 由：原作"犹"，据文义改。

气胜者为行痹，轻即为流火，甚即名白虎历节风，以其走痛于四肢，骨节如虎咬之惨毒，故名之也。指航云：盖虎啸则风生焉。虎禀四方燥金以生，燥可生风，风过处木叶摇落，厥阴风木安得不受燥金之伤乎？而人之肝脏所藏之血，不亦受其涸乎？欲望其荣筋之血，未之有也。筋不荣则燥急，而为痛极也。切不可纯作风治，反其燥血，终不能愈。亦不可用燥药，愈耗其血，则有着床之祸也。余选逍遥散、和血散痛汤，及清燥汤、虎潜丸。嘉善真空师蒲团上功夫，而用清扬清肝之剂，见效于顷刻者，深得《准绳》云。一人病痛风，梦服木通汤，随用木通二两，长流水煎服，汗出发红丹而愈。盖痛则不通，通则不痛也。指航云：古人曰血行风自灭之句，以其中风诸疾而言之也，非为白虎历节而用之。夫当归性温，属阳中之阴药，以此补血，血为阴类，运之利阳也，不用在历节痛风之疾也。有用当归而增痛者，盖谓其性温，反有助风成燥之虞，特表而出之，果知其历节痛风，当作燥治之为善。寒气胜者为痛痹，《素问》为周痹，一身尽痛，使人毫毛竖直，厉风之由也，治当发表。湿气胜者为着痹，其痛着而不移，或麻木不仁，俗名沙木，腿如斑竹之状。丹溪曰：大率血虚受热。血已沸腾，加之涉水受湿，热血得寒则污浊凝滞，不得运行，所以着而作痛，夜则痛甚，行于阴也。治以辛温，监以辛凉散湿，开导郁滞，使血行气和，更能慎口，素食节欲，无不安者也。独活渗湿汤加减，防己木通汤之类。金匮肾气丸，温经渗湿之上药，肥盛人服之，更有神效。与夫冬遇之，则为骨痹，寒气胜也，治当温经发散。春遇之，则为筋痹，风湿气胜也，疏风去湿之剂治之，当微汗而风湿俱去。倘风去湿存，变为痉病，又深一层病矣。夏遇之，则为脉痹，以其天气炎蒸，脉得热即弛缓不能收也，痿病之由也，用独取阳明之法，不致肺热叶焦，而为痿躄之症。秋遇之，则为皮痹，大约瘾疹搔痒，常发红块，欲愈色变为黄，又名聚痹者，是亦用木通二两煎汤服，立愈，逍遥散可为调理。此病妇人最多，经年累月，不愈之病也。六月至阴遇之，则为脉痹。总之，痹者痛也，经络闭而不通之谓也。在上者风多，羌活、桂枝、威灵仙、防风之类；在下者湿多，防己、木通、牛膝、黄柏之属；气虚者参、芪之属；血虚者芎、归之属；肥人多湿多痰，二陈汤之属；瘦人血虚有火，加酒芩、黄连、当归之属。仲景曰：身体羸瘦，独足肿大，黄汗出胫，假令发热，便为历节痛风也。

着痹者，腰以下冷痛，如坐水中，如带五千钱者，伤湿，故重也。仲景知湿邪不能伤肾之真，不过舍于其合。肾着汤，温湿自愈。

【附选方】

和血散痛汤 治白虎历节，或两手十指，一指疼了又一指疼，两足先起亦然，上传及下，下传及上，发时三五日，日轻夜重。如热，治当发表。

羌活　升麻　麻黄钱半　防风一钱　柴胡二钱　防己六分　知母一钱　黄柏一钱　猪苓五分　泽泻五分　炙甘草二分　当归一分　红花一分　黄连酒炒，二分

四帖，水煎，空心服。

〔批〕家秘万灵丹　苍术香〔八〕两，全虫、石斛、天麻、当归、甘草、羌活、荆芥、防风、麻黄、细辛、川乌、草乌、首乌各苏〔一〕两，雄黄、朱砂各藿〔六〕两。蜜丸，每两分四、六、九丸，量人大小，以连根葱头煎酒调下。

流火神方　治平素嗜酒，多劳心力人患者多，其舒筋、泻肝火、渗湿，其功不尽。夏月用之治脉痹。

龙胆草畦〔二〕轻〔钱〕　独活苏〔一〕轻〔钱〕　香薷苏〔一〕轻〔钱〕满〔半〕　秦艽一钱　山栀苏〔一〕轻〔钱〕畦〔二〕　牛膝　当归　羌活各苏〔一〕轻〔钱〕　防己木瓜各钱二　生首乌钱半　柴胡香〔八〕分

服二帖，泻则愈。

又方　治流火，春之筋痹。

刘寄奴　贯众　生地　红花　苏叶　柴胡　木通　丹皮　川羌　黄柏　豨莶　甘草　葱头　升麻上用　牛膝下用

水煎，先服方八末紫〔三〕分，酒服发汗，后服煎药。

外治法　姜汁、葱汁、牛皮胶各气〔四〕两，溶化作膏，贴患处，以出水为度。

活络丹秘　治风寒暑湿脚气，无问远年近日，一切走

注疼痛不可忍。临发日空心酒下一丸，赶到脚面赤肿，痛不散，再吃一丸，赶心中出黑汗，即为除根。病在上则食远临卧酒下，要出汗痛定为验。又治中风瘫痪，麻痹不仁，手足不能曲伸，或偏枯，酒下，连进二丸。中风不省人事，牙关紧急，研二丸，酒灌下，以省为度。

寸香畦［二］轻［钱］满［半］　去尘墨苏［一］轻［钱］满［半］，烧酒浸，磨　乳　没各圖［七］轻［钱］满［半］

白胶香　草乌去皮、尖，姜水浸　五灵脂炒　山东蚯蚓去土土方八去油。各苏［一］山［两］满［半］　当归圖［七］轻［钱］满［半］

为细末，黏米糊丸鸡豆大。予以麻黄气［四］山［两］煎膏，加老蜜匀入，再煎如膏为丸。

按：麻黄之性，通关利节之一肋①也。关节其通，黑汗必如命而出矣。

〔批〕杨梅痛风方　用数百年旧琉璃土炒松，为末，每服五钱，酒调下，被盖出汗，立愈。

痛风净药

乳　没各气［四］山［两］　二蚕砂藿［六］山［两］醋五斤

煎汁，内吃外净。

朱圣学传脚气流火方

刘寄奴三钱　川羌　防风　金银花　荆芥各二钱

卷
三
一
七
七

① 肋：当作"助"。

先将荷包草一名如意草水煎后，入前药同煎。不俱膏药，将盐掺上，烘热贴之，神效。

指航云：流火必由肾水亏损，后致火流之也。用人中白服三钱，不过五六次，全愈。

药酒方

枸杞子　川牛膝　白凤仙花各四两

烧酒浸蒸，埋地中一复时①，出火毒。每一盏，空心服。

控涎丹　亦收之，以治痰流。方见痰饮门

皮痹，即今之瘾疹搔痒，妇人患多，男子患少。年高者多有此疾，最难治疗。王山涛用白木通四两，为二帖煎服，一服上身出汗，二服下身出汗而愈，大约壮年者用之也。

加味逍遥散　治遍身搔痒，血虚有热也。方见瘰疬门

清燥汤见疠风门

虎潜丸见劳怯门

二陈汤见气门

肾着汤　治肾虚，伤湿身重，腰冷，如坐水中，不渴，小便自利。

干姜炮　茯苓各四两　甘草炙　白术各二两

每服四钱，水煎，空心温服。

---

① 一复时：一昼夜。

金匮肾气丸见鼓胀门

独活汤　治因劳役得腰痛如折，沉重如山。

羌活二钱　防风　独活　肉桂三钱　炙甘草二钱　归尾五钱　桃仁五十粒　连翘五钱　防己　黄柏酒浸，一两　泽泻　大黄煨，三钱

上㕮咀，每服五钱，酒半盏，水一盏，去渣热服。

渗湿汤　治寒湿所伤，身体重着，如坐水中，小便赤涩，大便溏泄。

苍术　白术　炙甘草各一两　茯苓　干姜炮。各二两　橘红　丁香各二钱半

每服四钱，加姜三、枣一，水煎，食前温服。

加味四物汤　治瘾疹痒痛，或脓水淋漓，发热等症。

当归　川芎　白芍　生地　防风　白蒺藜　荆芥　黄芪　甘草

水煎服。

俗名鬼箭风者，乃痛风之别名也。

〔批〕鬼箭方王表妹传　穿山甲、僵蚕不拘多少，为末，每服三钱，酒下。治周身疼痛。

单方　用胡桃肉气〔四〕山〔两〕、针砂钱二分、桃仁七粒，共研烂，好酒服，尽泻出黑水痰涎而愈。夫鬼者，归也，归于阴而肆①技也，故夜重而日轻，其痛苦难定如箭。盖阴性最速，故名箭风，须用阳刚之品，驱之自

---

①　肆：放纵，任意行事。

愈。有从其类愈之者，用鬼馒头又名木莲内子，阴阳瓦内焙干，为末，每服紫[三]钱，酒调下。如不效，加寸香米许，无不愈者。其方治病，有十八捷效于世，如胁痛、背痛、乳癖、痔疮、肠红、血箭痔等类，俱有功。世人往往不用，埋没之岂不可惜乎？加寸香米许，米字作半分看。

〔批〕又法　治遍身疼痛，俗名极症伤寒，又名鬼箭。用蚕豆荚壳，以多为妙，锅子煎汤，浴患处，立愈。宴城张永加传

又方　煤烧存性，每一两加五灵脂五钱，为末，每服三钱，生酒下，醉卧一宿即愈，治女人最效。

按：煤性色黑，似乎阴也，烧之，用水即焰，似乎阳也。土中生火，非阳而何？得非从鬼性而攻鬼乎？佐以五灵，乃寒号虫①之矢也，得非从阴寒而驱寒凝乎？余思阳刚之物，必出乎重阴，故迅雷霹雳伏于地中，摩荡之久而始发，速之甚也。数方虽不经，亦有理存焉，而不可忽之。

痰饮

仲景曰：其人素盛今瘦，水走肠间，沥沥有声，谓之痰饮。仲醇云：痰之与饮，其状亦殊，痰质膏黏，饮惟清水。庞安常云：天下无逆流之水，人身无倒上之痰。故善治痰者，不治痰而治气，气顺则一身之津液亦随气而顺矣。丹溪云：痰之源，水也，出于肾；痰之动，湿也，出于脾。故《准绳》云：痰饮之生，皆由于脾气不足，不能

---

① 寒号虫：鼯鼠的别名。

致精于肺，而瘀以成焉者也。故治痰先补脾，脾复健运之常，而痰自化矣。亦有表、里、虚、实、寒、热存焉。《金匮》云：溢饮者，由饮水流行，归于四肢，当汗出不汗出，身体沉重，当发汗，大小青龙汤并用汗之。丹溪曰：自郁生积，自积生痰，痰挟瘀血，遂成窠成囊，此为痞为痛，甚则为噎膈、翻胃之次第，礞石滚痰丸并控涎丹下之。

丹溪又曰：治痰用利药过多，致脾虚则痰反易生，当补之，六君子汤主之。

指航曰：痰能养胃，能令四肢百骸润泽，肥白之色，皆禀胃中之痰也。故肥人多痰，不可攻尽，其痰愈攻，脾气愈虚，而痰愈甚也，秘方半夏丹、中白丸温之。丹溪又曰：中焦食积与痰而生病者，胃气亦赖所养。滚痰丸止可授之新病、形气壮实、痰积胶固者，若体气虚弱之人，决不可轻用也。慎之，慎之！

大小青龙，治溢饮之药。

礞石滚痰，治实热痰之药。

六君子，治气虚夹痰之药。

半夏丹、中白丸，治脾肾虚寒之药。

痰在胁下，非白芥子不达。

痰在中脘，非二陈汤不能。

痰在四肢，非竹沥不行。

半夏能治痰之标，不能治痰之本。治痰之本者，控涎丹而已。

指航曰：痰在肠胃，可下而愈；痰在胸膈之间，可吐而痊；痰在经络之中，非吐不可，吐中就有发散之意也。关上脉伏而大者，脉浮滑者，痰也，故云当吐。

山甫云：渴而饮水者，宜用贝母、瓜蒌之类，不能饮水者，犹宜半夏。痰饮须分五治，其二陈汤，治痰之都管也。悬饮，因饮后水流在胁下，咳逆引痛者是也，二陈汤加黄连有论在《句测》；溢饮，水归四肢，身体沉重者是也；支饮者，咳逆倚息，短气不得卧，其形如肿者是也；留饮，胸中按之汩汩有声，久成酸味，利痛，须吐出则愈，久之恐成翻胃，薤白汤温之。惊痰饮，妇人最多，盖因产内交接，或月事方行，其痰因虚而入，结成块者，为之惊痰，发则转筋跳跃，痛不可忍，或在小腹，琥珀、海金沙、珠子末、二陈汤为主也。

西域方，辣芥子、小茴香、黄荆子，有至理存焉。怪病之为痰，滚痰丸之论中所言者也。王珪曰，痰症古今未详，而有五饮之异，变端百出，莫知其为病原，谨录在后，而资其博学者。

或头风眩晕，目昏耳鸣；或口眼蠕动，眉棱耳轮瘙痒；或四肢游风肿硬，似痛非痛；或齿颊痛痒，牙床浮肿；或嗳气吞酸，嘈杂呕哕；或咽喉不利，咯之不出，咽之不下，色如烟烙，形如破絮，桃胶蚬肉之状；或心下如冰雪，停滞心头，冷痛时作；或寤寐奇怪鬼魅之状；或足腕酸软，腰背卒痛；或四时骨节烦疼，并无常所，乃至手麻背痛，状如闪挫；或脊中一点，如冰冻之寒痛者；或浑身习习如虫行者；或眼沿涩痒，口糜口烂，甚为喉痹者；或绕项结核，似疬非疬者；或胸腹间有如二气交结，噎塞烦闷者；或如烟气上冲，头面烘热者；或为失志颠狂者；或为中风瘫痪者；或为劳瘵荏苒之疾者；或为风痹脚气之候；或心下怔忡惊悸，畏人将捕之状者；或喘嗽呕吐；或呕出冷涎绿黑二水，甚则为肺痈肠毒，便脓挛跛。其为内外诸病，非止百端，皆痰之所致也。盖津液既凝，为痰为饮，而汹涌上焦，则口燥咽干，流①而至下，则二便闭塞，面如枯骨，毛发焦干，妇人则月经不通，小儿则癫痫搐搦。法当先逐败痰，后看虚实调理，故制沉香滚痰丸，通治三焦结实痰饮之要药也。

【附方】

大青龙汤

麻黄　桂枝　甘草　石膏　杏仁　姜　枣

小青龙汤 见呃逆门

礞石滚痰丸 见喘门

沉香滚痰丸 即礞石滚痰丸也

控涎丹　治痰饮走注为诸病。

---

① 干流：原脱，据《医学正传·痰饮》补。

甘遂去心　大戟去皮　白芥子等分

为末，糊丸如黍米大。临卧姜汤下五七丸或十丸，量虚实加之。盖闻痰之为病，走易不定，如忽患胸背、手足、腰项、筋骨牵引钓痛，或手足冷痹，气脉不通，皆流痰所至也。又名妙应丸，治惊痰，朱砂为衣，痛甚者加全蝎；酒痰加雄黄、全蝎；惊气痰成块者，加穿山甲、鳖甲、玄胡索、莪术；臂痛加木鳖子、桂心；热痰加盆硝；寒痛加丁香、胡椒、肉桂。《松厓》云：停而不去为之注，积饮成痰，阻其经隧，而邻国之壑，遂在四肢通经透隧，搜及十二络之水道，总注之于胃海，此处有泻路，何涎之不控也？

半夏丹引　开隔且如神效，治呕甚似金丹；清心宁嗽化痰涎，湿热饮停皆散；夏月能除酷暑，酒停顷刻安然；时当细嚼有微甘，利济人间千万。生半夏苏［一］斤，将黑铅苏［一］山［两］打扁，必在三时热水泡，加生矾满［五］钱，每日清晨换水，水没半夏二指，旧水换新水，又加明矾九钱，泡至三日后，将半夏去皮洗净，水浸一次。初十日每日下矾满［五］钱，中十日下矾气［四］钱满［半］，下十日每日下矾气［四］钱，每日净水洗一次，至三十日，将大半夏一个，切开薄片，嚼不麻口为度。如麻口，再下矾四钱，浸三日去水，添新水，不用矾，晒三日，淘净，切成薄片，再下矾气［四］钱，晒浸，添新水，不用矾，晒三日，晒干收用。每半夏苏［一］山

医林口谱六治秘书

一八四

［两］藿［六］，用苏薄叶畦［二］山［两］，揉如豆夹大，粉甘草气［四］山［两］（去皮，火焙）切薄片，与半夏合一处，细嚼之，神效。

中白丸见喘门

二陈汤见气门　加胆星、竹沥、姜汁。

薤白汤见翻胃门

青州白丸子

生南星　白附子各二两　川乌五钱，去皮、脐　半夏七两，白者汤泡过

为末，以生绢袋盛，于井花水内摆出。未出者，更以手揉令出，以滓更研，再用绢袋摆尽为度。于瓷盆中日晒夜露，每旦换新水，搅而复澄，春五、夏三、秋七、冬十日，去水晒干如玉片，研碎，以糯米粉煎粥清为丸如绿豆大。每服二三十丸，生姜汤送下，不拘时服。如瘫痪，风湿酒下；小儿见惊风，薄荷汤下三五丸。一方加天麻、全蝎各制等分，为末，用生姜汁打面糊为丸桐子大，服法同前。

六君子汤　治虚气有痰。即四君子汤加陈皮、半夏，水煎。

颠狂痫三论失心风

经曰主不明则十二官危，故视听言动，皆失其职。天民云：狂为痰食实盛，颠为心血不足，唯此求高望远，不

卷三　一八五

得志者有之。若夫痫病则独主痰，因火动之所作也。法当痫宜乎吐，狂宜乎下，颠宜乎安神养血，兼降痰火。虽然三症，若神脱目瞪如愚者，有千金之酬，吾未如之何也已。《难经》云：重阳必狂，重阴必颠。《素问》曰：多喜为颠，多怒为狂。山甫云：颠病邪并于肝，狂病邪并于心。此为实证，宜泻不宜补，故以大黄一物汤泻之。又必数日之后，方可与食，但得安静为吉兆，不可见其瘦弱而补之。饮食饱之，病必再发，故《内经》云夺其食则已。更服生铁落煎，饮铁落者，使其下气疾也。经云：阳明热厥，妄见妄言，甚则弃衣而走，登高而歌，逾墙上屋，骂詈①不避亲疏。是得之，阳气太甚，胃与大肠实热，痞满、燥、实、坚，四者兼全者，大承气汤下之。痞满、燥、实，三者全者，小承气汤缓下之，三黄石膏汤亦可。此则谓颠狂之疾也。《九难》曰：狂之始发，少卧而不饥，自高贤，自辨智，自贵倨②，妄笑好歌乐，妄行不休是也。颠之始发，意不乐，直视僵仆，其脉三部阴阳俱盛是也。山甫云：颠风者，以麻仁四升，水六升，煎七合，空心服。盖麻仁润药也，多与之，令人通利，故足以泻颠风，有攻邪去病之能，无虚中坏气之患，足称良药也。丹溪云：脉虚易治，实则难医。《准绳》云：颠疾名失心风，

---

① 詈（lì利）：骂，责骂。
② 倨：傲慢。

自多抑郁不遂，侘傺①无聊，而成精神恍惚，言语错乱，喜怒不常，有狂之意，不若狂之甚也。故狂为暴病，颠为久病也。宜星香散加菖蒲、人参各五分，竹沥、姜汁下寿星丸。或先用吐痰之药，涌出涎痰，后用宁神之剂。因惊者，抱胆丸；思虑得者，酒调天冬、地黄，多服取效；虚狂者宜补，宁志膏、一醉散、辰砂散，令其得睡，则卫入于阴也，阴也得卫填则不虚，阳无卫助则不盛，故阴阳均平而愈矣。致②于痫症，治痰为主，《句测》朱砂滚痰丸为稳，痫症中治法可选用也。

【附方】

大承气汤见喘门

小承气汤见呃门

三黄石膏汤 治伤寒温毒，表里俱盛，狂叫欲走，烦躁大渴，面赤鼻干，两目如火，鼻衄发黄，六脉洪数，无汗及发斑等症。

石膏半两 黄芩 黄连 黄柏七钱 栀子三十个 麻黄淡豉二合

每服一两，姜三、枣二、茶一撮煎，热服。

〔批〕白金丸 治胞络有痰，痫症水泻。白矾一两、郁金两半，饭丸，每服五分，一日二服。

---

① 侘傺（chàchì 岔赤）：失意而神情恍惚的样子。
② 致：通"至"。《礼记·玉藻》："君赐，稽首据掌致诸地。"

星香散

胆星八钱　木香一钱

为末，每服四钱，水煎，加姜十片，不拘时温服。一方有全蝎

琥珀寿星丸《局方》用南星一斤，朱砂二两，琥珀一两，无猪心血。

天南星一斤，掘地坑深二尺，用炭火五斤于坑内烧红，取出炭，扫尽，用好酒一升浇之。将南星趁热下坑内，用盆急盖讫，泥壅合，经一宿取出，再焙干为末，琥珀四两（另研）、朱砂一两（研，飞，以一半为衣），上和匀，猪心血三个，生姜汁打面糊，搅令稠黏，将心血入药末，丸如桐子大。每服五十丸，人参汤清晨送下，日三服。

抱胆丸　治男妇一切颠痫风狂，或因惊恐怖畏所致，及产妇惊气入心因血虚，室女脉经通行，惊邪蕴结，累效。

水银二两　朱砂一两，研　黑铅一两半　乳香一两，研

上将黑铅入铫子内，下水银，炒成砂子，次下朱砂，滴乳，乘热用柳木槌研匀，丸鸡豆大。每服一圆，空心井花水吞下。病者得睡，切莫惊动，觉来即安，再一丸可除根。

宁志膏

人参　酸枣仁各一两　辰砂五钱　乳香二钱半

为末，蜜丸弹子大。每服一丸，薄荷汤下。

一醉散　治心恙。用无灰酒二碗、香油四两和匀，以柳条二十根，遂条搅一二百下，候香油与酒相入成膏，煎至八分灌之，熟睡则醒，或吐下即安矣。一名一醉膏

生铁落饮　生铁落四十斤，烧赤沸，砧上锻之，有花出如兰如蛾纷纷坠地者，是名铁落。用水二斗，取一斗入后药。

石膏三两　龙齿研　白茯苓　防风各一两半　玄参　秦艽各一两

为粗末，入铁汁中煮，取五升，去渣，入竹沥一升，温服二合，日五服。

灵苑辰砂散　治风痰诸痫，狂言妄走，精神恍惚，思虑迷乱，乍歌乍笑，饮食失常，疾发扑地戴眼①，魂魄不守。

辰砂一两　枣仁五钱　乳香五钱

须量人饮酒几何，先令恣饮沉醉，勿令吐，扶至静室中，以前药研，作一服，温酒调下，令其顷饮，平素少饮，亦随量取醉。服药讫，便安置床枕另卧，病浅者半日或一日，深重者三两日，令家潜身伺候，鼻息调匀，不可惊触，待其自醒，即神魂定矣。万一惊寤，不可复治，有一卧五日方寤，遂瘥。

朱砂滚痰丸

朱砂　白矾　赤脂石　硝石

---

① 戴眼：目睛上视而不能转动。

为末，蒜膏丸如绿豆大。每服十丸，荆芥汤下。

论曰：先因惊气在心，痰凝于窍，一经气厥，上辄不下，清浊并居，阴阳易位，故卒然迷乱。以君主受邪，故病同失心风，卒然之间，人几作兽声，要在豁痰通窍，假镇坠以为功，故一方而能兼治之也。

宁志丸　朱砂一两，用绢包线扎。猭①猪心一枚，竹刀切开，不犯铁器，用纸拭去血。入朱砂于猪心内，再用线缚合，又以甜笋壳重裹，麻皮扎定，无灰酒升二，入银器或砂礶内煮酒，尽去色。取朱砂另研，将猪心竹刀细切，研烂，入后药并朱砂枣肉丸，少留朱砂为衣。药末须隔日研，下枣肉于猪心日绝早，煮熟去皮、核，取肉四两用。患心风者，服此一料，其病顿愈。

人参　白茯苓　当归　石菖蒲　乳香另研　酸枣仁用五两许，汤浸去皮，可取半两净仁，炒令赤香为度。以上各半两

为末，和丸梧子大，以留下朱砂衣之。每服五十丸，人参汤下。

〔批〕颠痫方桐乡沈儒伦传　甘遂三钱、朱砂一钱半，共为末，用猪心一个，竹刀切开，入药内，饭上蒸熟，食远服之。周年再服一次，永不再发。

一方徐孟乡传

朱砂五分　猪心血　金箔

研匀，酒下。近者一服，久者多服，并效。

---

①　猭（fén 汾）：阉割过的猪。

一方

皂荚苏［一］山［两］　南星　半夏姜汁炒　凤仙子各满
［五］钱

为末，神曲丸，海金沙为衣。每服钱半，早晚各
一服。

一方　九节石菖蒲为末，猪心血为丸，或入猪心水煮
熟，去心，用药即以煮汤调下三钱，吐尽恶痰为度。

牛黄丸　治风痫迷闷，涎潮抽搐。

胆星　全蝎　蝉蜕各畦［二］轻［钱］满［半］　牛黄钱
半　白附子　僵蚕　防风　天麻各钱半　麝香五分

煮枣肉，和水银五分细研，入药末丸，荆芥汤下，而
寸香通窍，水银利痰之功速也。

龙脑安神丸　治男女五种颠痫，无问远年近日，发作
无时。

茯苓三两　人参　地骨皮　甘草　麦冬各二两　龙脑三
钱，另研　牛黄五钱，研　朱砂二钱，飞　桑皮一两　马牙硝
二钱，另研　麝香三钱，另研　犀角一两　金箔三十五片

蜜丸弹子大，金箔衣之，冬月温水、夏月凉水送下。

指航云：痫症虽分牛、羊、猪、马、鸡为五痫，其实
不此五□①。予治一妇，发如一狗叫，又一妇作怪鸟叫者，
亦昏冒不知人事，岂此候特非痫症乎？古方用杨氏五痫

卷
三

一
九
一

---

① 五□：疑为"五痫"。

丸，亦未尽其善也。予治法独治其肺，利痰降火之药为要，无不得心应手。盖人之肺，虚如蜂窠，中有二十四孔，以按二十四气，五音六律之声，如箫管之清且和也。斯病一发，不能正五音，声变而痰塞者，迷然清和宛转之音，一时难续，候其痰清神复，肺得降肃之令，如无痰也。治之不早，终受其害，精力衰时，夭其命也，非壮年一月、半月而发之轻也。后集一方，不麻不木，不吐不泻，不拘年深月久，无不愈者，服半月、一月，永不再发，乃柳西川先生授之也。

猪牙皂满〔五〕山〔两〕（去皮、弦、子），北羊肠苏〔一〕升（分切满〔五〕段，入皂角苏〔一〕山〔两〕，两头扎紧），糯米泔水五碗，砂礶内煮干为度，去羊肠，只用皂荚，烘干听用。大半夏气〔四〕山〔两〕，矾汤浸一日，每个切四块，朱砂轻〔钱〕满〔半〕，入半夏内，研末听用。大南星（姜汁煅，净）、白附子（面裹，煨）各五钱，沉香畦〔二〕轻〔钱〕满〔半〕，白明矾轻〔钱〕满〔半〕（煅）。共为末，醋、面糊丸桐子大，每服五七十丸，姜汤下，忌肉。

〔批〕治痫方夆山叔叔传　绿萼梅花未开者，不拘多少干服。

挛证

指航云：挛症无表里，但有虚、实、寒、热四者而已，以其筋病故也。仲景曰：血虚则筋急。此皆血勿荣筋，故丹溪用四物汤加减，养血地黄丸。实挛者，六脉沉弦而涩，戴人用煨肾散，吐泻交作而愈。寒挛者，经云寒多筋挛骨痛，乌头汤、千金苡薏汤。热挛者，经云肝气热则筋膜干，筋急而挛者是也，生当归、薏苡仁之属治之。余为寒者居多，盖谓热则弛，冷则纵。按灸法云，内踝筋急，灸内踝四十壮；外踝筋急，灸外踝三十壮。以此则为寒者居多耳。

【附方】

四物汤见血门

养血地黄汤　治筋极，春夏服之。

熟地　蔓荆子各二钱半　山茱肉五钱　黑狗脊炙　地肤子　白术　干漆炒　蛴螬炒　天雄　车前子各七钱半　草薢　山药　泽泻　牛膝各一两

蜜丸，每服五十丸，空心临卧温酒下。

戴人煨肾散　用甘遂三钱，獖猪腰子细批，少盐、椒腌透，掺药末在内，荷叶包裹烧熟，温酒嚼服。

乌头汤　治寒冷湿痹留于筋脉挛缩，不能转侧，冬月服之。

大乌头　川椒　细辛　甘草　附子　秦艽　官桂　白芍各一两七钱半　干姜　白茯苓　防风炙　当归各一两　独活一两钱半

为粗末，每服三钱，加枣二枚，水煎去渣，空心温服。

千金薏苡汤 治筋挛不可屈伸。

白蔹　薏苡仁　芍药　桂心　酸枣仁　干姜　牛膝
甘草各一两　附子三枚

以醇酒二斗渍一宿，微火煎三沸。每服一升，日三次，扶杖起行。不耐酒者五合。

一方　治风湿痹，四肢拘挛。苍耳子紫［三］山［两］，捣末，水一升半煎，去渣温服。

一方　酒煮木瓜粥，裹筋急痛处。

瘛疭<small>附小儿慢惊风，无表里症附离魂病，手掉摇无主</small>

经曰：诸热瞀瘛，皆属于火。热甚风搏，并于经络，则瞀瘛生焉。又云：肝主筋而藏血。盖肝气为阳为火，肝血为阴为水。妇人产后去血过多，阳火炽盛，筋无所养，或痈疽脓血出竭，金疮不合，外邪风袭入，则阳随阴散，多成痉病，搐搦之疾作矣。当用加味逍遥散，八珍汤加丹皮、钩藤，以生阴血。如不应，四君子汤加川芎、归、丹皮、钩藤。盖血生于至阴，至阴者，脾也。故小儿吐泻后，脾胃虚损，多患搐搦，乃虚象也，无风可逐，无痰食可消，俱皆阳气脱陷，补中益气汤加姜、桂。阳气虚散者，十全大补汤加桂、附，亦有生者。若无力抽搐，戴眼，汗出如珠者，不治。

离魂之疾，神出舍矣。仲景用桂枝龙骨牡蛎救逆汤，有载魂返宅之论。

【附方】

单方　用羚羊角紫［三］气［四］山［两］（剉①）、
哺退鸡子壳来［十］枚，煎服，治离魂病大效。

四君子汤见咳嗽门

八珍汤见怯门

十全大补汤见怯门

补中益气汤见气门

逍遥散

柴胡　当归　白芍　白术　茯苓各一钱　炙草

加煨姜、薄荷煎。本方加丹皮、栀子，名八味逍遥散
一名加味逍遥散。

桂枝去芍药加蜀漆龙骨牡蛎救逆汤　主载魂返宅，镇
心固脱。

桂枝　甘草　生姜　牡蛎　龙骨　大枣　蜀漆

煎服。

抱龙丸慢惊　治伤风瘟疫，昏睡，风热痰实，一切惊
风发搐及壅嗽。

雄黄　天竺黄　辰砂各轻［钱］气［四］　胆星轻［钱］
香［八］　麝香轻［钱］苏［一］

---

①　剉：同"锉"，锉削角类中药为薄片。

为草膏丸服。

〔批〕小儿急惊将死，用蛤蟆①干为末，金银煎汁调服，立愈。

抱龙丸

胆星苏［一］山［两］　　天竺黄轻［钱］满［半］　　雄黄
辰砂畦［二］轻［钱］满［半］　　麝香一钱，另研

上为末，蜜丸芡实大，薄荷汤化下。

抱龙丸沈万桥传

上胆星苏［一］山［两］　　天竺黄　僵蚕各轻［钱］满
［半］　明雄黄藿［六］轻［钱］　　天麻　枳实　远志各香
［八］轻［钱］　　防风圃［七］轻［钱］　　石菖蒲轻［钱］满
［半］　　麝香一钱

丸。

颤振附正小儿科急慢惊风而慢脾风之误、

小儿五硬症及五软症之恶候②

指航云：颤，头摇也；振，手动也。筋脉约束不住，而莫能任持，风象也。是以《内经》所云：诸风掉眩，皆属于木。此木气太过，克入脾土，脾主四肢，胃主四末，木气鼓动之故。《左传》云风淫末疾是也。又，大怒动肝，

---

① 蛤蟆：即蚱蟆。
② 附正……恶候：原无，据原书目录补。

手振而战者也，中年之后或有之，不若老年为多耳。然年衰之时，阴血耗矣，不能制火，极为难治矣。又，木气上冲，故头动而手不掉，散于四末，故手掉而头不动也。惟张戴人治新寨马叟，作木火兼痰，治涌痰数升方愈，不可以热药温之，使火愈盛而水愈涸也。《阴符经》云，木生于火，祸发必克者，信夫。余治一老翁，手足战掉，为土败木摇，风象也。用黄土汤加人参、枣仁、杞子、茯神、天麻、白术、甘菊、钩藤，水煎服，愈效，钱仲阳治皇子国仪病瘛疭颤振之法。

【附类方选】

摧肝丸　镇火平肝，消痰定颤。

胆星　钩藤　黄连酒炒　滑石飞　铁华粉①各一两　青黛三钱　僵蚕炒，五钱　天麻酒洗，二两　辰砂飞，五钱　大甘草二钱

上末，以竹沥一碗、姜汁少许打糊，丸绿豆大，食后及夜茶下一钱半。忌鸡、羊肉。

参术汤　治气虚②振掉。

人参　白术　黄芪各二钱　白苓　炙草　陈皮各一钱

甚者加附子、童便（制）一钱。水煎，食前服。

秘方补心丸官　治心虚手振。

---

① 铁华粉：为铁和醋酸作用后生成的锈末，主要成分为醋酸亚铁。
② 虚：原无，据《赤水玄珠·颤振门》补。

当归酒洗，两半　川芎　粉草一两　生地两半　远志肉二两半　酸枣仁炒　柏子仁各三两，去油　人参一两　朱砂五钱，另研　金箔二十片　麝香一钱　琥珀三钱　伏神七钱　胆星五钱　石菖六钱

为末，蒸饼丸绿豆大。每服七八十丸，朱砂衣之，津唾咽下，或姜汤送下。

秘方定振丸　治老人战动，皆因风气所致，及血虚而振。

天麻蒸　秦艽　全蝎去头、尾　细辛各一两　熟地　生地　当归酒洗　川芎　芍药煨。各二两　防风　荆芥各七钱　白术　黄芪各两半　威灵仙酒洗，五钱

上末，酒糊丸桐子大。每服七八十丸，食远白汤或温酒送下。

刚柔二痉论痉病最多，最恶，最深，最重，最怪，最易惑人。祷鬼拜神者，痉病中凶重之候也。

《医旨》云：风湿相搏，一身尽痛，当微汗，而风湿俱去。若风去湿存，变为痉病。《内经》所谓：诸痉项强，皆属于湿。又云：诸暴强直，皆属于风。则知痉病，诚风湿之所发也。然湿有不同，春为风湿，夏为热湿，冬为寒湿，其治亦异，而湿为本，风为标之语，未尽善也。

《金匮》论痉病，先以风木主令之时，言之不可汗且不可下。云风病下之成痉，复发其汗，必拘急，反生热，

风热合病，风内应肝而主筋，热内应心而主脉。妄下损阴，筋失所养而成痉；妄汗损阳，脉失所养而生拘急矣。至于暍湿所酿之痉，亦不可汗下。维时阳气在外，及遇无汗之刚痉，又不得不用葛根汤微汗之。夫下法亦未全禁。仲景所谓，足挛急，必龂齿①，可与大承气汤，死里求生之法，其意甚微。见其身内之阴，为外热所耗，此不得不下之症，但百中不得一二，实非可定之法也。是以风寒之邪中人，不可妄用苦寒；而热湿之邪中人，不可妄用辛热，诚为至言也。至于冬之寒湿，属三阴经病，而海藏附子散、桂心白术汤选用。《金匮》治痉病，用瓜蒌根加桂枝汤。本文云，太阳病，表症备，身体强，几几然，脉反沉迟，此为痉。与《伤寒》方中，治项背几几，用桂枝加葛根汤，因其时令不同，少变之矣。但以脉反沉迟，知其在表之邪，为内湿所持而不解，故不用葛根汤发汗解肌，改用瓜蒌根，味苦入阴，生津彻热之长者为君，合桂枝汤，和荣卫，养筋脉以治之，乃变表法为和法也。《金匮》治痉用葛根汤论。本文云：太阳病无汗，而小便反少，气上冲胸，口噤不得语，欲作刚痉，葛根汤主之。以其邪在太阳、阳明两经之界，两经之热，并于胸中，必伤肺之清肃下降之令，故气上冲胸，不得小便，使津液不布而无汗也。阳明之筋，内结胃口，外行胸中，过人迎，夹口环

① 龂（xiè 谢）齿：牙齿相磨切。

唇，而左之右、右之左，热并阳明，其筋脉牵引，口噤而不得语也。然刚痉无汗，必从汗解，况湿邪内郁，必以汗出，如故而止。葛根汤合解两经之热湿，与夫伤寒表法，无害其同也。《金匮》治病痉用大承气汤论。本文云，痉为病，胸满气促，口噤，卧不着席，脚挛急，必齘齿，可与大承气汤，乃死里求生之法。以其入里之邪热极深极重，阴血立致消亡，若以小小下之，不足以胜阳而救阴，故取大下之方，仅存一线之阴气，此急救其阴之活法也，学者当细参之。仲景分刚、柔二痉，刚为阳，柔为阴。夫太阳发热，无汗恶寒，脉来劲急，胸满，口噤，手足挛急，咬牙，甚则搐搦，角弓反张，此为刚痉；太阴微热，有汗不恶寒，脉迟而涩，四肢不收，时时搐搦，闭目合口，此为柔痉。大约风气胜者为刚，湿气胜者为柔，风性刚急而湿性温和故也。外有诸虚之候，亦能成痉，表虚不任风寒故也。是以产后脱血过多，如金疮、跌扑损伤、痈疽溃脓之后，败坏阴血，或破伤风、破伤湿，皆能成痉病，此虚为本，风湿为标耳。亦有筋脉挛急，角弓反张，盖血脱而无所荣筋也。故丹溪甚言，不可作风治而用风药，反燥其阴血，卒致不救也。丹溪又云，如以风湿分治则可，不可以虚实分治，其理昭然无疑。柔痉内伤，气虚者，补中益气汤；气血两虚者，八珍汤；血虚者，四物汤之类；气血虚而有火有痰，宜补兼降痰火，芎、归、参、芪、竹沥之类；发汗太过，因而成痉者，宜以十全大补汤主之。仲景云：疮家虽身疼痛，不可发汗，汗出则痉。痉病有灸疮者难治。暴腹胀大者，为欲解厥阴之邪，传出在太阴，故云欲解也。

正小儿科急慢惊风而慢脾风之误①

夫小儿之体脆，神怯，不耐风寒，外感壮热，多成刚、柔二痉，后人误刻为二痓而发明以讹，传讹迄今，未能已也。遂妄以惊风主名，有四症生八候之说。以痉病之头摇手劲者，而为惊风之抽掣；以痉病之口噤脚挛者，而为急惊风之搐搦；以痉病之背反张者，而为惊风之角弓反张。幼科翕然②宗之，病家坦然任之，不治外淫之六邪，乱投金石、脑、麝之药。于呼③！千中千死而不悟，哑儿不几乎而灭绝也已。

王山涛用蚯蚓，以上半截治急，以下半治慢，取其直达下湿之地，深得治湿之道耳。世医虽有抱龙利惊丸方，偶尔见效于轻病者，不思小儿元气能得几何，而遗害于他日。操活人之权者，得非杀后世之权乎？予选化风丹、天麻白术二方，皆有人参，以佐葛根，加瓜蒌根汤、葛根汤二方。一方用大黄苏［一］山［两］、月石三钱，久蒸，每服二三分，白汤服。又方三白丸，下寒食，以代大承气汤之下法也。

---

① 误：原作"讹"，据原书目录改。

② 翕然：一致貌。

③ 于呼：同"呜呼"。

〔批〕治急惊风方　用白梅花晒干，煎汤服之，立效。

【选痉方】

瓜蒌根桂枝汤中风

瓜蒌根三两　桂枝　芍药各三两　甘草二两　生姜三两
大枣十二个

此六味，水九升，煮取三升，分温三服，取微汗，汗
不出，食热粥发之，此古方也。大约瓜蒌三钱、桂枝一钱
半、生姜三片、大枣二枚，无汗，啜热粥助之，或连进三
剂可也。凡用古方，分两当仿此。

葛根汤见呕吐门

大承气汤见狂门

海藏神术汤　治内伤生冷，外感寒邪。无汗用苍术，
有汗用白术。

苍术　防风各二两　甘草炒，一两

上㕮咀，加葱白、生姜煎。太阳加羌活二钱；少阳加
柴胡二钱；阳明加黄芩二钱；妇人加当归二钱，或加木
香，或藁本；吹乳，本方加六一散三五钱调服。

白术汤　有汗用之。

白术三两　防风二两　甘草一两

㕮咀，每服三钱，水煎。加生姜三片，温服，日二次，
渐渐汗少为度。二术最能去湿，夏月须分有汗无汗用。

海藏桂枝加川芎防风汤　治发热，自汗，柔痉。即仲景
葛根汤去桂、麻，加川芎、防风。

海藏小柴胡汤加防风　治汗后不解，乍静乍躁，目直视，口噤，往来寒热，脉弦。此少阳风痉。

海藏防风当归汤　治发汗过多，发热头摇，卒口噤，背反张者，太阳兼阳明也，宜去风养血。

防风　当归　川芎　地黄等分

每服一两，水煎服。

海藏附子汤　治伤寒兼湿，阴痉，手足厥冷，汗出不止，身体强直，卒口噤。

桂心三钱　附子一两，炮　白术一两　川芎三钱　独活五钱

每服三钱，枣一枚，水煎服。

海藏桂心白术汤　治伤寒兼湿，阴痉，手足厥冷，筋脉拘急，汗出不止。

防风　白术　甘草　桂心　川芎　附子等分

每服五钱，加姜五片、枣二枚，水煎服。

海藏附子防风汤　治伤寒兼湿，阴痉，闭目合口，手足厥冷，筋脉拘急，汗出不止。

白术　防风　甘草　茯苓　附子　干姜各七钱半　柴胡五味子各一两　桂心五钱　生姜四片

每服三钱，水煎，温服。

按：三方内俱有白术，原为太阴而设。然俱云汗出不止，则阳亡于外，津亡于内之兆，方中俱兼表散者，何耶？况经脉拘急，全赖阳气以柔和，阴津以灌溉。可见五方之

意，似乎两不照管，而三方中附子，亦可以追复元阳而柔和筋脉。但初方之独活，中方治川芎，末方之柴胡，未合真武汤之意，毋乃开门延寇乎？须细参之。参、芪可不加①。

补中益气汤见气门

八珍汤见劳怯门

四物汤见血门

十全大补汤见劳怯门

抱龙丸见瘈疭门

利惊丸

轻粉　天竺黄　青黛各一钱　黑丑头末，半两

为末，蜜丸豌豆大。一岁一丸，温薄荷汤食后服。

化风丹不知在何方书，想化风还有别名。

华佗愈风汤一名举卿古拜散　治一切失血，筋脉紧急，及产后血去过多，并大汗后而为搐搦。荆芥为末，先用大豆黄卷以黑豆浸出芽如黄卷也以酒沃之，去黄卷，取清汁，调荆末三五钱，和渣服。轻者一服，重者二三服即止，气虚者忌之，或童便调亦可。此方乃风入血分成痉而用之，与真痉病何涉？盖邪风从虚而入，用补则补其邪，汗则伤其正，故先服此去其风，随即补之，乃为要耳。荆芥乃散邪之药，其性轻浮，不大伤其正，佐之以黄卷，乃黑豆之发生也，诚为补肾驱邪之妙品。予每用黑豆壳亦效，发中有

---

① 不加：原作"加不"，据文义乙正。

补之法也。

附小儿五硬症

五硬之症，小儿患之者多，因刚痉之遗病也。手足坚劲，或时反张，乃四肢百骸湿存不去，蔓延而成斯疾，荏苒千日，终归冥路。五软亦然，乃痿症之余，恶病也。

〔批〕肥儿饼　茯苓一两、山药一两、芡实一两、米仁一两、扁豆一两、莲肉一两、神曲五钱、麦芽五钱、山楂五钱、甘草五钱、糯米五合、冬米五合、使君子五钱，为末，布裹，甑内蒸熟，白糖调，印作饼食。

〔批〕治狂犬咬，发作如痉，毒风在心也。用青蚨干为末，调服，必用木碗与食。若用瓷碗，则愈惊愈狂，扇子亦不可见。

破伤风

破伤风症，皆因击破皮肉，及诸疮口不合，风邪袭之，或用汤淋洗，或著艾烧焚，其汤火之毒，与风邪无异，皆能传播经络。是以寒热间作，往往视为平常而忽之，渐成痉病，甚则口噤目瞪，身体强直如角弓反张之状，危在旦夕，诚可哀悯。当作伤寒处治，不离乎汗、吐、和、下之法，在表者汗之，在里者下之，在表里者和之也。脉浮有力，恶寒者，太阳也；脉大而有力者，阳明也；浮而弦者，少①阳也。河间但云②在三阳，便宜早治，

---

① 少：原脱，据《医学正传·破伤风》补。
② 但云：原作"云但"，据《医学正传·破伤风》乙正。

若传及三阴①，症危矣。或腹满自利，太阴也；口燥咽干，少阴②也；舌卷囊缩，厥阴也。无可生之理，故置而不道。《准绳》云：热甚而风生，先辨疮口平而无汗者，破伤风也。边出黄水者，破伤湿也，并欲作痉，此恶候也，宜急治之。其死症有四：一，头目青黑色；二，大汗而不流；三，眼小目又瞪；四，头上汗如油，痛不在伤处，真死候也。以烂草堆中之蛴螬虫，捏住其脊，待口吐水，就抹疮上，如身觉麻，出汗，立愈。其虫仍埋故处，勿伤其命。

【附选方】

玉真散

防风　南星等分

为末，姜酒调服及外敷疮口，即愈。

治破伤风邪初入，用羌活、防风、藁本、当归、芍药、甘草、地榆、细辛，水煎热服。大便秘加大黄，热甚加黄芩。

白术防风汤　有汗者用之。

白术　防风　黄芪各一两

水煎服。此海藏方也。

柔痉：

---

① 阴：原脱，据《医学正传·破伤风》补。
② 阴：原脱，据上下文补。

大芎黄汤　治脏腑闭，小便赤，自汗不止者，宜速下之。

川芎一两　黄芩六钱　甘草五钱　大黄一两

水煎服，以利为度。

江鳔丸　治破伤风，惊而发搐，脏腑闭涩，知病在里。

江鳔五钱，炒松　野鸽粪五钱，炒

饭为丸，大朱砂为衣。

雄黄一钱　蜈蚣一对　天麻一两　天虫五钱

为末，先服二分，又用一分，入巴豆霜一钱，亦饭和丸，不用朱砂衣之。

先服朱衣者二十丸，后服有巴者一丸，次服二丸，渐加，以利为度。再服朱砂丸，病自愈矣。

羌活汤　利后宜服，搐痉不已亦宜服。羌、独、地榆各一两，水煎服。有热加黄芩，有痰加半夏。

卷 四

头痛

《素问》云：先痛而后肿者，气伤形也；先肿而后痛者，形伤气也。故例为第二卷。

岐伯曰：头圆象天，三阳六腑轻清之气皆会于头，即五脏精粹之气亦注于头。六淫之邪与清阳相抟，蔽覆清阳之道，则郁冒而成热，使脉满而气血乱，是以痛之也。东垣云：头痛，头分六经治之，发际痛者，太阳经也。有汗桂枝，无汗麻黄汤是也。内加羌活为君，芎、升、防、芷为佐，葱白、生姜为使可也。表症

真头痛厥逆头痛为大寒，犯脑内至骨髓，脑逆则令头痛，齿亦痛也。齿痛与牙痛有别，牙属阳明，而齿属少阴也。《难经》云：风寒伏留不去者，以其气血两虚也，名曰厥逆头痛。痛连脑巅，陷入泥丸，亦名真头痛。盖脑为髓海，真气之所聚也，卒不受邪。受之者，旦发夕死，夕发旦死，以其根气先绝，手足冷过节者必死。真寒

头痛、耳鸣、九窍不利、劳力下虚之人，似伤风发热，汗出，两太阳作痛，此相火是下冲上，此气虚头痛也。既云下虚不可升，补中益气去升麻，加川芎可也。气虚

额前痛者阳明经也，宜葛根汤，加白芷为君，羌、芎、升、风、甘草为佐，葱头、生姜为使。两鬓间痛者少阳也，小柴胡为君，羌、芎、升、芷为佐，葱白、生姜为使。颏骨紧痛，少阴经也，细辛为君，独、风、芎、芷为佐，稍加黄柏、升、甘为使。巅顶痛者，厥阴、太阴之交也，吴萸汤加藁本为君，升、甘、芎、防、牙皂为使。风池、风府连颈项强痛者，太阳也，羌活、防风为君，升、芎、荆芥为佐，葱白、生姜、甘草为使也。

丹溪曰，诸经头痛，多加蔓荆子之句，但可加于壮实外盛则妙，若施于下虚之人，或厥阴头痛者，虚人最忌升散，故特表而出之。刘宗厚曰：头痛之症，自外而至者，有风、寒、暑、湿之异，如仲景云伤寒，而东垣分六经是也。自内而至者，有气、血、痰、食、气菀之别。故戴复庵云，呕吐痰多者，痰厥头痛也，芎辛汤、导痰汤主；肝气不顺，上冲于脑而头痛者，此气郁伤肝之头痛也，苏子降气汤加沉香；恶心呕吐，吐出宿酒，头昏眩痛，此中酒之头痛也，和中汤、缩脾饮加葛根或葛根花更妙；眉棱骨痛，属风热与痰，治法祛风清散为主，有痰加二陈汤、酒芩、白芷，因风寒者羌乌散主之；痛虽不甚，终日星星作痛，如细筋牵引，此血虚头痛也，四物汤倍川芎，加升、芷、薄荷、甘草为使；痛则有汗，头甚空虚，眼目生眩，必以重绵包裹方好，此气虚头痛也，四君子为君，半、芎、风佐之；饱则头痛，饥则不痛，盖饱食则浊气填胸，熏蒸于上，头胀紧而作疼，此宿食不消之头痛也，平胃散加槟榔、草果、黄连、枳实之类为主，薄荷、川芎、砂仁佐之；过热则痛，或头目赤肿，痛连目睛，虽严寒犹喜风凉，发热恶寒如疟，此火热之头痛也，宜清上泻火汤、空清膏、石膏散主之；头重而痛，遇阴雨尤甚，或为物所蒙，此伤湿之头痛也，苍术、防风之类治之。壮实人头重而眩，丹溪用大黄酒浸炒三次为末，每日茶调三钱服之，立效。此虽录紊，亦有表、里、虚、实、寒、热六字分之可也。

偏头风属少阳之分，最难治疗。久则多致害眼者，以其传入厥阴肝木也。早以柴胡为君，升麻、白芷、甘草为佐，加葱白、生姜，酒煎服，外用连根葱头加飞盐牙皂末贴痛处，亦有愈者。

又方　用鹅不食草为君，牙皂、北细辛、麝香为末，吹鼻，名拨云散。先含水一口，后吹入鼻中取嚏，引尽痰涎而愈。

张三锡治偏正头风，痛不可忍，用玄胡索七粒、青黛二钱、牙皂二挺（去子）为末，水丸杏仁大。每一丸水化，灌入鼻内，随左右咬铜钱一个，当有涎出，随愈。

李东垣一粒金，用荜茇以猪胆汁拌匀，入胆内阴干，再以玄胡、青黛、白芷、川芎各一两为细末，无根水①丸，

---

①　无根水：也称"天水"，泛指天上落下之水，有初雪之水、朝露之水等，但一般指雨水。

化开搐鼻中，亦咬出涎。

又方　麝香、冰片各苏［一］分，寒水石满［五］分，天虫、全虫、红豆各苏［一］轻［钱］，为末，右吹左，左吹右，出黄水为度。

指航云：张三锡不用服剂者，盖头乃最高之处，服药恐有诛伐无辜之戒，故用吹药，谓如物在高巅，必射而取之意耳。

又方　用东墙有日照处，取土，加盐研作膏，贴痛处立愈。

〔批〕偏正头风方　猪脑骨炙灰为末，每服三四钱，效。

〔批〕偏头风传至厥阴，必有害眼之祸者，肝血枯也。弘锡弟传王迈人先生之秘，乃朝廷服之效方，今上事也。制大首乌六钱、川芎七钱、白芷六分、甘菊二钱、牛膝二钱，加黑豆四十九粒，水煎服。

〔批〕偏正头风方　细辛二钱，当归三钱，黑丑一钱五分，山楂三钱，甘草五分，南星二钱，紫苏二钱，防风一钱五分，荆芥一钱，黑梅豆六十粒，乌梅六个，川芎二钱。上休宁①芽茶四两、姜四两取汁，冲入前药内温服。不论冬夏天，以绵被盖之，服药令汗出为度，如足底有汗，永不再发。以药渣用绢包患处，如渣冷，仍将渣入炭火烧之，令病人将患处熏之，须发时服。

〔批〕又方　唐先生传于弇山②，治偏正头风。真雨前茶四钱，川芎二钱，北细辛二钱，赤首乌一钱五分，白首乌一钱五分（俱用鲜者，去皮、咀用），米仁一钱五分，川牛膝一钱五分，甘草五

---

① 休宁：地名，古代徽州六县之一，在今安徽省黄山市。
② 弇（yān 烟）山：地名，今江苏省太仓市境内。

分。水二钟，煎八分，倾碗内，坐无风处，以两手围碗熏鼻，候药微温即服，服后点线香一炷，渣照前煎服，亦如前法。二服稍愈，四剂全愈，永不再发。

眼眶痛有二种：才见光明，眼眶痛者，此肝虚作痛也，宜地黄丸；昼静夜剧，眉棱痛不可开，此肝分停饮作痛也，导痰汤、小芎辛饮，加半夏、南星、橘红、茯苓之类。

雷头风，如雷之鸣，风邪所客，风动则作声也。《本草》云：清震汤主之，用升麻、苍术（泔浸）四钱，荷叶一个。莫若荆①防败毒散为便，再用针刺疙瘩，出毒血为稳。

摇头，风象也。头重高摇，心绝也，故直视摇头者死。年老辛苦之人，亦有摇头者，总之虚象。

头重如山，湿气在高巅之象。经云：因于湿，首如裹。因湿土气蒸，迷漫清阳之路，是以头为重也，治宜苍、桂、羌、独，或红豆散吹鼻。又云：脾热者，头先重。又云：巨阳之厥，肿首头重，甚为眩仆。皆风湿为病，宜清解耳。

大头病，头痛肿如斗，天行疫病也。阳明火毒滋少阳相火相炽，盖阳明行面，而少阳行耳前后故也。普济消毒饮主之，不宜即用大黄峻下，盖在上治上，制以缓之意。脉细滞者死，目无所见者亦死也。

---

① 荆：原其后衍"芥"，据此方名常例删。

【附方】

麻黄汤见嗽门

桂枝汤见呕吐门

补中益气汤见气门

葛根汤见呕吐门

小柴胡汤见呕吐门

导痰汤见喘门

苏子降气汤见喘门

二陈汤见气门

四物汤见血门

四君子汤见咳嗽门

平胃散见呕吐门

麻黄吴萸汤

苍术一钱　麻黄　羌活五分　吴萸三分　藁本　柴胡　升麻　黄芪　当归　黄柏　黄连　黄芩二分　半夏　川乌　蔓荆子一分　细辛　红花各少许

水煎，稍热服，食远。

吴茱萸汤　主救肝肾之气，遂温脾土而和中。论见《名医方论》

吴茱萸　人参　生姜　大枣

芎辛导痰汤　治痰厥头痛。

川芎　细辛　南星　陈皮去白　茯苓各钱半　半夏二钱　枳实　甘草各一钱

水煎，加生姜七片，食后服。

顺气和中汤　治清阳不升，头痛，恶风，脉弦微细，及气虚头痛。

黄芪钱半　人参一钱　白术　陈皮　当归　芍药五分炙草　升麻　柴胡三分　蔓荆子　川芎　细辛二分

水煎，食后温服。

缩脾饮

砂仁　草果　乌梅四两　甘草　扁豆　干葛二两

水煎，每服四五钱。

羌乌散　治因风眉骨痛不止者。

川乌　草乌各一钱，此二味俱用童便浸二宿　细辛　羌活片芩酒拌炒　炙甘草五分

为细末，分二服，茶调下。

清上泻火汤

羌活三钱　酒知母　酒黄芩钱半　黄芪　酒黄柏一钱防风　升麻七分　柴胡　藁本　酒黄连　生地黄　甘草五分川芎　荆芥　蔓荆子二分　苍术　当归三分　细辛　红花各少许

分作二服，水煎去渣，稍热服，食远。昔有人年少时气弱，于气海、三里节次约灸五七百壮，至年老添热厥头痛。虽严冬时，犹喜风寒，其头痛便愈，微来暖处，或见烟火，其痛复作，五七年不愈，皆灸之过也，用是汤治之而愈。

清空膏

羌活　防风一两　柴胡七钱　川芎五钱　炙甘草两半
炒黄连一两　黄芩三两，一半酒制，一半炒

为细末，每服二钱，热盏内入茶少许，汤调如膏，抹
在口内，少用白汤，临卧送下。

石膏散

麻黄　石膏各一两　何首乌半两　葛根七钱半

为末，每服三钱，生姜三片，水煎，稍热服。

石膏散

川芎　石膏　白芷等分

为末，每服四钱，热茶调下。

生熟地黄丸　治眉棱骨痛，及肝虚目暗，并内外膜
障，一切眼病。

石斛　枳壳　防风　牛膝各六两　生地　熟地各斤半
羌活　杏仁各四两　菊花一斤

上为末，蜜丸桐子大。每服三十丸，以黑豆三升，炒
令烟尽，淬好酒六升，每用半盏，食前送下，或蒺藜
汤下。

小芎辛饮　治风寒在脑，或感湿邪，头痛脑晕，及眉
棱眼眶骨痛。

川芎三钱　细辛　白术各二钱　甘草一钱　生姜三片
水煎，食远服。

荆防败毒散　治感冒时行，及伤寒头痛，憎寒壮热，项强睛暗，鼻塞声重。

羌活　独活　柴胡　前胡　川芎　枳壳　桔梗　茯苓荆芥　防风　甘草　人参　薄荷

加生姜三片，水煎服。一方有大力子，无姜。口干舌燥加黄芩、天花粉，肤痒加蝉蜕，脚气加大黄、苍术。

玉壶丸　治风痰吐逆，头痛目眩，胸膈烦满，饮食不下，及咳嗽痰盛，呕吐涎沫。

天南星　半夏各一两，俱用生　天麻半两　头白面三两

上末，滴水为丸桐子大。每以三十丸，用水一大碗，先煎令沸，下药煮五七沸，候药浮即熟，漉出放温，用生姜汤下，不计时服。

普济消毒饮

黄芩　黄连半两　人参三钱　橘红　玄参　甘草二钱连翘　鼠粘子　板蓝根　马屁勃各一钱　僵蚕炒　升麻各七分　柴胡　桔梗各二钱

上末，用汤调，时时服。或拌蜜丸，噙化。或加防风、薄荷、川芎、当归身，咬咀如麻豆大，每服五钱，水煎，去渣热服，食后时服之。如大便硬，加酒煨大黄一钱或二钱以利之。肿热甚者，宜砭刺之。

祛风清上散　治风热上攻，眉棱骨痛。

酒黄芩二钱　白芷钱半　羌活　防风　柴胡梢各一钱川芎钱二分　荆芥八分　甘草五分

水煎，食后服。

选奇汤 治眉棱骨痛。

防风 羌活各三钱 酒黄芩一钱，冬不用，如能食热痛者加之 甘草三钱，夏生冬炙

每服三钱，水煎，稍热服，食后时。

秘方茶调散官方 治风热上攻，头目昏痛，及头风热痛不可忍。

片芩二两，酒拌炒三次，不可令焦 小芎䓖一两 细芽茶 薄荷各三钱 白芷五钱 荆芥穗四钱

头巅及脑痛，加细辛、藁本、蔓荆子各三钱。上为末，每服二三钱。

茶调散即二仙散 治雷风。

大黄 黄芩各二两 牵牛 滑石各四两

上末，水泛丸小豆大。温水下十五丸，每服加十丸，以利为度，日三服。

红豆散 治头重。

麻黄根炒，五分 苦丁香五分 红豆十粒 羌活烧，三钱 连翘三钱

为细末，搐鼻。

一方秘 治偏头风痛。用官桂紫［三］轻［钱］，以当归煎酒，去渣，调匀如膏，贴痛处。如两边痛，用桂藿［六］轻［钱］，分二处贴。

眩晕

指航曰：按《内经》云，诸风掉眩，皆属于木。掉，摇也，眩晕也。木主动摇，风之象也。如风木太过之岁，民病飧泄眩冒。又外感风邪而致眩泄者，治宜祛风健脾，平肝降火，天麻白术散加减主之，天麻可用三四钱。遍身驱出红斑者，是其驱风之验也。表症

眩晕不可当者，为脑转。盖脑为至阴，生于六阳之内，喜静而恶扰。以大黄末，茶清调下之，急则治其标也。有呕血而生眩晕者，胸中有死血，闭迷心窍而然也，行血清心自安也。脉实大，桃仁承气汤、活血苏桃汤下之。气滞不能运，而作眩晕呕吐者，香橘散主之。里实症

肥白之人多气虚，湿痰聚于上，而阴火起于下，是以痰挟虚火，上冲头目，正气不能胜敌，故忽然眼黑昏花，若坐舟车相似，甚者卒到①无知者。丹溪所谓无痰不生眩，故仲景治眩亦治其痰也。若夫黑瘦人，真水亏欠，或劳役过度，相火炎上，时时眩晕者，何湿痰之有哉？大抵肥白人而作眩者，中风之渐也，宜清痰降火为先，而补气之味暨之于后；瘦黑人作眩者，先宜滋阴降火为要，抑肝之剂暨之于后也。食羊血大效。《准绳》云：气虚者，清气不上升，或多汗，亡阳所致，当升阳补气。《直指方》云：淫

---

① 到：通"倒"。《墨子·经下》："临鉴而立，景到。"

欲过度，肾不能约气归元，使诸气逆上，此眩晕出于肾气虚也，黑锡丹重以镇之，或补肾气汤。_{虚症}

吐衄崩漏，乃肝家不能收摄荣气，使诸血失道妄行，此眩晕出于肝血虚也，补肝养荣汤主之，此因大怒后得之也。_{虚症}

有眩病醒时，面欲近火，欲暖手按之，盖头为诸阳所聚，阳气不足故耳，八味地黄丸主之。_{寒症}

【附方】

天麻白术汤

天麻五分　半夏钱半　白术一钱　人参　苍术　橘皮　黄芪　泽泻　白茯苓各五分　神曲一钱，炒　大麦芽钱半　干姜三分　黄柏二分

上咬咀，每服半两，水二盏煎一盏，去渣，带热服，食前。此头痛苦甚，谓之足太阴痰厥头疼，非半夏不能疗。眼黑头旋，风虚内作，非天麻不能除，其苗为定风草，亦治内风之神药也。内风者，虚风也。黄芪甘温泻火，补元虚；人参甘温泻火，补中益气；二术俱甘苦温除湿，补中益气；泽泻、茯苓利小便，导湿；橘皮苦温，益气调中升阳；神曲消食，荡胃中滞气；大麦芽宽中助胃气；干姜辛热以涤中寒；黄柏苦大寒，酒洗以主冬天少火在泉发躁也。上气虚挟痰眩晕。余尝治一人，卧则稍轻，但举足则头旋眼黑，以天麻、半夏、茯苓、白附、陈皮、僵蚕、参、芪、甘草、当归、生姜、黄芩煎汤服之，五六日愈，盖仿此方加减之也。甘菊花可加入。

桃仁承气汤_{见血门}

活血苏桃汤见腹痛门论中

香橘汤

竹茹　藿香　橘皮　半夏　麦冬　木瓜　茯苓　人参
甘菊　白蒺藜

水煎。

黑锡丹二方，一方见血门，一方见中风门

益气补肾汤

人参　黄芪各一钱二分　白术二钱　茯苓一钱　炙草五分
山药　山茱肉各钱半

水煎，加枣二枚，食前服。即补肾气汤

补肝养荣汤

当归　川芎各二钱　芍药　熟地黄　陈皮各钱半　甘菊
花一钱　甘草五分

水煎，食前服。若肾气虚不降者，去菊花，入前补
肾汤。

八味丸见喘门

化风丹见痉病门

六君子汤　加天麻、甘菊。方见痰饮门

滋阴六味汤　加天麻、甘菊。方见咳嗽门

升阳补气汤　即补中益气汤之意。

济生三五七散　治阳虚风寒入脑，头痛目眩运转，如
在舟车之上，耳鸣，风寒湿痹，脚气缓弱等疾。

天雄炮，去皮　　细辛洗去土。各三两　　山茱肉　　干姜炮。各五两　　防风　　山药炒。各七两

为细末，每服二钱，食前温酒调下。

内伤外感论

《素问》云：饮食自倍，肠胃乃伤。又云：能知七损八益，二者可调，不知用此，则蚤①衰之道也。盖云八益者，外感有余之病也；七损者，内伤不足之谓也。又云：损者益之，益者损之。其义正为发散调中者也。外邪初感，伤风恶风，伤寒恶寒，若风寒两伤，恶风而且恶寒矣，必有头疼骨痛，脉浮紧者是也。比之内伤饮食，亦恶风寒者，谓其阻塞卫气，卫气不升，则荣气不守，卫外之气不缀，不能任其风寒也，必有吞酸嗳腐，胸膈满闷，脉来沉涩者是也。仲景曰：翕翕发热者，表热也；蒸蒸发热者，里热也。此乃脾胃之气下流肾肝，致阴火上冲，以致蒸蒸发热，上散头项，傍②彻皮毛，须待袒衣露体，反能热已，岂非内伤异于外感者乎？夫内伤亦有头痛者，但时作时止，非比外感头痛而无休歇也。内伤手心热，而外感手背热，尤易辨也。外感发言，前轻后重，高揭而有力，此气盛有余之验也；内伤发言，前重后轻，低怯无力，皆

① 蚤：通"早"。《汉书·文帝纪》："正月，有司请蚤建太子，所以尊宗庙也。"

② 傍：同"旁"。

气虚不足之验也。又外感之症，多显于鼻，鼻气壅塞清涕，而口中必和也；内伤之症，多显于口，口失谷味而腹中必不和也。然则内伤亦身痛者，但沉困不收，怠惰嗜卧，经云热则骨消筋缓是也；外感痛疼，乃形质之伤，得病之日，便着床席，拽扶不起，经云寒伤形，又云寒则筋挛骨痹者是也。外感六淫之邪，当寻经络，急发散之，毋使其传入而变病，俗云开门击贼者是也；内伤七情及停诸饮食者，则出言懒怯，精神困弱，是内伤真气不足，不能运诸停滞也，当调补而或消溶之。帝曰，虚邪贼风，避之有时者，阳受之也，则入六腑。又曰，饮食不节，起居不时者，阴受之也，则入五脏。阳受之者，外邪也，可损之；而阴受之者，内虚也，可益之。以故则知七损八益之理也明矣。

东垣论内伤劳倦症，以补中益气运之者，为其不足而与之，诚发千古之未及也。若夫薛立斋因张子和用汗吐下太过之句，而选入十六种中，遂使后学往往宗之，以为枕秘，不思更有积气积血、停酒停茶诸食物之内伤，各有消溶之法，而专以补中益气运之者，岂非有实实之遗害乎？余特考诸物之内伤，开列于后，幸明者希为增注，而指其迷耳。

一多忧郁不舒之人，忿闷而不达者，为之积气内伤，以越鞠汤并畅中和胃汤、香砂枳术丸、家秘黑神丸、里金散，皆黄道不损元气，可选用。

一性急多怒之人，拍胸叫号骂詈，勉力担动不止，而致积血内伤，余制活血苏桃饮子，加降香、血竭、山甲、大黄等治之。

狗肉内伤，重者用杏仁二合，打碎，白汤冲服，轻者两许。发热加黄连、枳实，煎调服。

鸡肉内伤，白糯米泔水煎服。

羊肉内伤欲死，用芝麻二两研末，二桑叶煎汤调下。

〔批〕或云植楠叶①治羊肉结，立愈。

牛肉内伤，稻柴煎浓汤，吞阿魏。

瘟牛肉内伤，必死之症也，庶几用蟾酥丸、紫金锭，多磨服，或蒜汤调下。一香一臭之法，毒气可去也。

小儿食白果成惊风，黄鱼煎汁服，白鲞亦可。

按：白果，名银杏，水银之精结成，故有阴毒道害。

猪肉内伤，楂肉一两、陈皮三钱、杏仁五钱，甚则加阿魏二三分，盖阿魏能消诸食故也。

瘟猪肉内伤，加紫金锭以解毒。

丝粉内伤，红苋菜烧食之，或云荠菜亦妙。

面筋内伤，萝卜子二合炒香，水煎服。

糯米角黍内伤，酒药研末服。

粳米饭内伤，麦芽二两，打碎，水煎服。

豆腐干内伤，吃酒酿即消。

〔批〕人参内伤，腹胀不能食，姑苏沈杏川用茯苓四两、逆水芦根八两煎汁服，立效。

① 植楠叶：当为"石楠叶。"

〔批〕蟹结内伤，王养和先生传滕道轩，用干姜四两、甘草一两，加桂枝五钱，一剂而愈。

〔批〕秘方　治鸭肉内伤，用螺蛳肉打烂，热酒冲服，立效。

金物内伤，鸡骨炭末调下，黑羊血更妙。

误吞铜钱，地栗①、胡桃。

酒伤，酒性热而升，能伤元气，无形之气为其所困，用四君子汤，加鸡距子即愈。枳椇子能解酒毒，恐此误名。

本草断酒法，用猪乳同酒一醉，再不思矣。

妇人多孕，恨欲落胎，吃铅粉内伤，必用硫黄煎汤服，以阳毒之物攻其阴毒。不伤胎者，有病病当之也，真起死之法，不可恶其硫而不可用也。

按：内伤之物，愈推愈广，要神而明之，推其物性而用之也，亦为救世之要路。

【附方】兼用药辨

大小承气汤，乃伤寒邪传入里而用之，非中食宿食而用之也。

瓜蒂，但能吐新伤食，不能吐宿食。若吐，反伤上焦之气。

备急丸　用干姜、巴豆、大黄为丸，每服二三丸，此乃藜藿之人之圣药，如高梁者服之，其害匪细矣。

指航云：大小承气乃下焦血分药也，若在气分，则为

---

① 地栗：即荸荠。

诛伐无辜。不若盐制陈皮、杏仁打碎、炒黑神曲各满［五］钱，水煎服，最治气分之食，又可代大小陷胸。

瓜蒂散

瓜蒂油炒黄　赤小豆等分

为末，每服一钱，用香豉一合，熟汤七合，煎作稀糜，去渣取汁，调末服之。如不吐，少少加汤，快吐为愈。中风门有方，无炒法、服法。

宿食着而不消，须用滑类润之。《十剂》云滑可去着者是也。余选数方于后。

麻油、鸡子清各一钟，白蜜生半钟，搅匀服，使内结去，而外热自解也。

又方　熬猪油一二两，入蜜白者，炒和匀，顿服。盖白蜜润肺，猪油滋大肠，表里滋润，何宿食之不去也？

指航云：宿食不去，填在足太阴脾经之界，久之，脾阴为之不足也。脾阴既以不足，则朝凉夜热之候作矣。庸工不能细审，日用四物滋阴之味，反生满闷，终于不悟，以致肌肉消，而去死不远。不若予家黑神丸，健脾和肝，而愈人多矣。此为里症发热

中食之症，忽然厥逆昏迷，口不能言，四肢不举，皆因醉饱之后着怒，以致填塞胸膈，阴阳不能升降。若作中风中气治之，以驱风行气之品，其死可立而待也。惟以探吐，或姜盐汤、瓜蒂散、盐汤探吐法，为正治也。

〔批〕外伤膏药丁履庵传　黄占①、麻油、松香各苏［一］两，水银四分，煎十沸，冷定，再用丁香、肉桂、小茴细末各三分，又入水银三分，不住手搅匀。

越鞠汤见呕吐门

黑神丸见泄泻门

理金散见气门

紫金锭见中恶门

治血苏桃汤见腹痛论中

四君子汤见咳嗽门

香砂枳术丸　破滞气，消饮食，强脾胃。

白术二两，土炒　枳实一两，麸炒　木香一两　砂仁一两

为末，荷叶包陈米饭，煨干为丸。

畅中和胃汤即越鞠汤加减法，加苏梗、枳壳、杏仁、莱子、木香。如有痰，加半夏，名畅中豁痰汤。

蟾酥丸外科方书中颇多，故不录入。

〔批〕饭里丸丁履庵传　小儿要药。赤石脂、代赭石各一两（醋煅七次），杏仁三十粒。蒸饼，丸芥子大。每岁二丸，同饭吞下。

十转金丹武林丁履庵传　专治一切结胸，饱胀膈食，内伤发热，阳明不清，可代百劳丸，救一切劳瘵荏苒之疾，其功不可尽述。此方上下兼着

锦纹满［五］斤，切如碁子大，先用米烧酒浸一宿，次早入甑蒸三炷香。二次用生姜满［五］斤，打碎入水二

---

① 黄占：即黄蜡。

斤，取汁入之拌匀，再蒸三炷香，晒干。三次用人乳二三斤，拌匀过夜，次早蒸三炷①香，晒干。四次用桑皮三斤，煮汁去渣，拌匀浸一夜，次早蒸三炷香，晒干。五次用陈皮二斤，煮汁拌匀，浸一夜，次早蒸三炷香，晒干。六次用天冬三斤，水三四斤，浸一夜，第二日打烂取汁去渣，拌匀一宿，蒸晒如前。七次用生地三斤，以无灰酒三斤，浸一夜，取汁去渣，拌匀过宿，蒸晒如前。八次用桔梗三斤，水三斤，浸一夜，打烂取汁，拌匀过宿，蒸晒如前。九次用竹沥三斤，拌匀过宿，蒸晒如前。十次薄荷一斤，以无灰酒将薄荷洗过，一层薄荷，一层药，铺入甑内，蒸三炷香，晒干，将薄荷去净。

〔批〕十转金丹治验

上文蒸晒注明，研为细末，面糊丸如桐子大，或蜜丸亦可。每遇病症，或一钱五分，或二钱，卧时照后开引送下。痰火，淡姜汤，茶亦可；头痛，川芎汤；火眼，黄芩汤；眼目昏花，菊花汤；胸膈胀满，菔子汤；胃气痛，艾醋汤；腹内滞气不开，淡姜汤；遍身疼痛，木香汤；赤白痢疾，乌梅汤；疟疾，淡姜汤；大便不通，黄柏汤；小便不通，车前草汤。

呕吐

《素问》云：诸呕吐酸，皆属于火。丹溪云：气有余便是火。故云：火即气，气即火也。总之，气乱于气分而

---

① 炷：原脱，据下文补。

使然也。东垣云：呕、吐、哕三者，俱属于胃，胃者，总司也。仲景云：太阳中风，鼻鸣干呕，桂枝汤发之。以其多血少气，血病也，故恶心阻食，妊妇有之，亦同桂枝汤。阳明中风，项强几几，即呕吐貌，以其多血多气，有声有物，气血俱病也，葛根汤解之。少阳经，多气少血，故为哕。哕者，其声空，满恶而长，有声无物，气病也，小柴胡汤和之。表

《十剂》云：宣可去壅，生姜、橘皮、藿香、半夏之属。东垣曰：外感六淫之邪，欲传入里，三阴实而不受，或呕或吐，逆于胸中，天分气分，窒塞不通。而或哕或呕，所谓壅也，三阴者脾也，故必以破气药，如姜、橘、藿、半之属，泻其壅塞。

有食填太阴，阻绝少火发生之萌，以故上部有脉，下部无脉，其人当吐，不吐则死，所谓干霍乱。如不用吐法，朝发夕死之凶候也。用盐汤探吐法，食盐五六钱，锅内炒红，再用河水半宫碗，井水半宫碗。先用河水倾在热锅内滚沸，即沓①在井水碗中，顿服之，令吐之即生也。

呕吐之症，要分上中下三焦治之。上焦吐者，脉浮而洪，其症食已即吐，渴欲饮水，大便燥结，气上冲胸而发痛，治当降火和中。中焦吐者，脉浮而长，或先痛而后吐，或先吐而后痛，治当毒药去其积，枳实、槟榔、木香

---

① 沓：合。

行其气。下焦吐者，脉沉而迟，其症朝食暮吐，暮食朝吐，小便清利，大便秘结，治当毒药通其秘塞，温其寒气寒症故宜温里，使大便渐多，复以中焦之药和之，不令秘结而愈也。里

外有阳明实热大甚而吐逆者，口必干渴，竹叶石膏汤主之。有论在《六气》中。热症

虫积者，脉来乍大乍小，时呕清水，胃口时痛时止，得食则减，饥则甚者，属虫积，面上必有白斑圈，或吐出虫。凡呕吐时流涎，脉平者，此非火与痰，乃虫积为祟也，宜下之。里

仲景云：先渴后呕，为水停心下，此属饮家，半夏茯苓汤主之。先呕后渴者，其病欲解。《准绳》云：胃虚谷气不行，胸中窒塞而呕者，惟宜益胃，推扬谷气而已，勿作表实，用辛泻之故。服半夏汤不愈者，服大半夏汤立愈，此仲景之心法也。虚

气郁者脉沉结，多在妇人食物之际着恼，致使菀而不舒，浊气上攻，故能致呕。宜越鞠汤加味治之，保和丸亦妙。里

伤寒未解，胞中热烦而呕，关脉洪者是也，并用芦根汁解之。热

呕吐乃病在膈上，复思水解，可急与之。思水者，猪苓汤主之。里

有粥药下咽即吐出，名曰走哺，实非翻胃之恙，乃痰

气结在胸膈之间。宜姜苏汤，下灵砂丹百粒。俟药可进，则以顺气药继之。用灵砂者，取其镇坠其逆气也。再以养正丹、半硫丸导之。地道不通者，以硝、黄通之。邪气去则气逆呕吐自不见也。<small>里虚怯</small>

又有胸中虚热，谷气久虚，发为呕哕者，但得五谷之阴和之，则自愈矣。<small>虚热</small>

胃气虚寒，气在上则噫，气在下则呕，而不得食者，恐怖则死，宽缓则生。有用理中四逆加丁香，到口即吐者去干姜，只用参、附加木香、丁香，更磨沉香，其吐立止。盖虚寒痰结于中，丁、附既温，佐以沉香、木香则通，干姜、白术则泥耳。凡呕吐因寒者，虽用温药，并须冷服，冷遇冷则投机，庶不吐出。经云，冷体既消，热性随发，此之谓欤！<small>虚寒</small>

又脾湿太甚，不能运化精微，以致清痰留菀滞上、中二焦，时时恶心，吐出清水者，平胃散加藿香之类。<small>里实</small>

缪仲仁①治痰饮，呕吐清水，食饮即吐，日夜无休，待毙而已，诸药无效。用半夏、陈皮、茯苓各四两，猪苓、泽泻、白术各二两，旋覆花三两，黄连、枳实、人参各一两，厚朴一两五钱，紫苏四两，木香五钱。如湿痰，加苍术、豆蔻，去黄连；如酒伤停饮，其黄连不必去，而苍术、豆蔻不宜用也。共制为末，姜汁为丸，每服五钱。

---

① 缪仲仁：当为"缪仲淳"，名希雍，常熟人，明代医学家。

如作剂煎服，二十倍中①一倍，加人参三钱，一服见效。加木香汁、姜汁、白豆蔻末，亦死里求生之剂也。

【附方】

桂枝汤

桂枝　芍药　甘草　生姜　大枣
水煎。

葛根汤

葛根　麻黄　桂枝　芍药　甘草　姜　枣

小柴胡汤

柴胡　黄芩　半夏　人参　甘草　姜　枣

竹叶石膏汤　治伤寒解后，虚羸少气，气逆欲吐。

竹叶　石膏　人参　炙草　麦冬　半夏　粳米
加姜、枣。

半夏加茯苓汤　治卒呕吐，心下痞，膈间有水，眩悸。

半夏一升　生姜半斤　茯苓三两

大半夏汤

半夏二升　人参三两　白蜜一升

上三味，以水一斗二升，和蜜扬之二百四十遍，取二升半，温服一升，余分再服。

---

① 中：恰好合上。

越鞠丸　统治六郁，胸膈痞满，吞酸呕吐，饮食不消。

　　香附醋炒　苍术泔水浸　神曲炒　黑山栀等分

曲糊为丸。湿郁加茯苓、白芷，火郁加青黛，痰郁加南星、半夏、海石，血郁加桃仁、红花，气郁加木香、槟榔，食郁加麦芽、山楂、砂仁，挟寒加吴茱萸。又或春加防风，夏加苦参，冬加吴萸。经所谓升降浮沉则顺之，寒热温凉则逆之也。

保和丸　治食积停饮，痞满吐酸，并积滞泄泻。

　　山楂三两　神曲　茯苓　半夏各一两　陈皮　菔子　连翘各五钱

曲糊丸，麦芽汤下，或加麦芽入药亦可。

猪苓汤

　　猪苓　茯苓　泽泻　滑石　阿胶各一两

水煎服。

香苏汤想即香苏饮也　嗳①气恶食。

　　香附　紫苏各二钱　陈皮一钱　甘草七分

加姜、葱煎。

灵砂丹

　　水银三两　硫黄一两

炼成，细研，糯米糊丸，每服三四十丸。

---

　① 嗳：原无，据《太平惠民和剂局方·香苏散》补。

养正丹见气门

半硫丸

半夏　硫黄等分

生姜糊丸，每服三十丸，白汤下。

理中汤　治太阴病，自利不渴，寒多而呕，或结胸吐蛔，及感寒吐泄，及霍乱。脉沉无力

白术陈壁土炒，二两　人参　干姜炮　甘草炙，一两

每服四钱。加减在《医方集解》中

四逆汤

附子生用一枚　干姜一两　炙草二两

水煎，冷服。

平胃散　治脾有停湿痰饮，痞满，宿食不消，满闷呕泻。

泔浸苍术二钱　姜炒厚朴　陈皮去白　炙草各一钱

加姜、枣煎。

〔批〕忠治一妇，上盛下虚而呕吐，用苏子降气汤，一服即愈。

翻胃　膈噎

《素问》曰：三阳结谓之膈。子和云：三阳者，手阳明大肠、手太阳小肠、足太阳膀胱是也。小肠热结则血脉燥，大肠热结则不登圊①，膀胱热结则津液涸。三阳既结，则前后闭塞，下既不通，必返而上行，所以噎食不下，从

---

① 圊（qīng 青）：厕所。

下而复出也。此阳火不下降而上行也。盖火之烁物，必先涸干津液，而后成烬矣。故先哲之论，为血液干槁，使咽喉窒塞，食不能下矣。其或干槁在吸门与贲门者，食下则胃脘①当心而痛，必吐出而后痛止，此皆上焦之膈噎也。夫上焦轻清，氤氲之气所居处也，今为邪火扰乱，则肺之降肃之令失职，当以轻扬表散之方，从其性而升消为是。故丹溪曰，外冒风雨，内伤七情，食味过厚，偏助阳气，积成膈热；或资禀充实，腠密无汗，性急易怒，相火炎上，以致津液损而不行，清浊相干。惟气分为病，或痞或痛，或不思饮食，或噫腐吞酸，或嘈杂痞满闷之病。医者不求其本来而散之，反认为寒，遽用辛香热燥之药投之，暂时得快，以为神方，厚味仍然不节，七情反复相侵，旧病被劫暂开，而不知浊液易于攒聚，致半年一月间，前病复作，如此蔓延，自气成积，自积成痰，此为痰为饮，为吞酸之由也。三苏未用，谬药乱投，痰挟瘀血，遂成窠囊，此为痞痛呕吐、膈噎翻胃之次第也。

又有中焦之噎膈者，食物可下，良久复吐，其干槁幽门。幽门者，胃之下口，而小肠之上口，二腑相接，运行糟粕。今为干槁而难行，随火炎上而吐出，所云翻胃者是也。早不先以导滞通幽之剂通之，后以益血润肠之药运之，而致粪如羊矢，大腹脱而连背，甚为可悯也。虽以张

---

① 脘：原作"腕"，据《医学正传·噎膈论》改。

鹤峰内观自养之法，恐终无益于是也。

又有下焦之噎膈者，食朝暮吐，暮食朝吐。《素问》云：日入反出，是无火也。当助其肾，其干槁在阑门。阑门者，小肠之下口而大肠之上口，为泌别清浊，渗入膀胱。膀胱者，州①都之官，津液藏焉，气化则能出。今膀胱为火所结，津液亦干②涸矣，最难治疗。何则？人身之大肠，多血多气之腑，今粪如羊矢者，大肠无血故也，死不治。

〔批〕膈噎翻胃方　用乌骨雄猪肚子一具，不见水，翻去秽物，刀刮净，入甘蔗汁、葱白汁、生姜汁、梨汁、卜汁、藕汁、白糖各三两，藏于内缝固，勿使漏泄。外用河水十盏，井水十盏，加黄米三合，黏米三合，慢火煮之。俟米稍烊，即取肚子剖内藏汁，盛砂铫内，漫火熬成膏子。用茶匙挑食二三匙，稍停再服。服过一二日，即不吐矣。轻者一二个，重者食三个，无不愈。或加人参亦可。此方内黏米用白者。

年五十余者，不治。

戴氏云：口中沫大出者，气血两尽也，死不治。

脉浮缓，津液尚存者，生。

脉沉涩，津液竭者，死。

【附方】

三苏汤见咳嗽门

---

① 州：原作"周"，据《素问·灵兰秘典论》改。
② 干：原作"云"，据文义改。

瓜蒌薤白白酒汤　治胸痹，喘息咳唾，胸背痛，短气。

瓜蒌一枚　薤白三两　白酒四升

本方加半夏，名瓜蒌薤白半夏汤，治胸痹不得卧，心痛彻背。本方除白酒，加桂枝、厚朴、枳实，名枳实薤白桂枝汤，治胸痹气结在胸，胸满，胁下逆抢心。

二陈汤加姜汁竹沥

丹溪云：古方用人参以补肺，御米①以解毒，竹沥以清痰，干姜以养正，粟米以入胃，蜜水以润燥，生姜以去秽，皆治翻胃之要药也。姜汁、竹沥、童便、韭汁为佐药，牛羊乳、骡尿俱可用。气虚，四君汤；血虚，四物汤。切不可用香燥药，愈燥其津液，宜淡薄滋味。韭汁能去膈上下瘀血。

《准绳》云：杵头糠、人参末、莲粉、柿霜、玄明粉等分，舐吃。

一方　用隔年炊饭，不俱多少，以急流顺水煎，煮烂取浓汁，时时与之。待能食后，以调脾进食、生血顺气之药治之。

戴复庵云：气虚者脉必缓，血虚者脉必数而无力。痰者，寸关脉必滑，或伏大。气滞结者，寸关脉沉而涩也。

一方　治翻胃立止。干姜、山豆根各等分，为末，每

---

① 御米：罂粟的别名。

服五分，烧酒下。

一方　广靛花漂去石灰，用一生瓶盛之，井中沉三次，顿服，立愈。

薛既杨业师云：翻胃膈食病致腹脱，死不治，总之气浮于上，血枯于下也。《十剂》云：怯则气浮，须以重药以镇坠之。是以用乌铅数十斤打一坛，藏水于其中，须年久为妙，加入药同煎，此良法也。

一方　用蜣螂二个为末，酒下三次。

一方　用雄猪肉，竹刀刮开，入硇①气［四］钱，扎好，盐泥封固，煅红为末，饭丸如芥子大，每服一分，日三次。所云小小丸，累累服之意耳。

膈食丸方

当归　红花　苏子　牛膝各一两　砂仁满［五］钱　丁香藿［六］钱，小粉炒　白豆蔻仁如上　木香盐泥炒　广皮去红白，正取中，一两　香附盐、酒、童便三制，一两

共为末，水泛为丸。每服钱二分，白汤下，日二次。服毕，再服一料，内加陈香橼六钱（盐泥封固，煅）、茯苓苏［一］山［两］、柿蒂来［十］藿［六］山［两］，为末，蜜丸。再服一百日，自愈。

又方　治翻胃食即吐，是有火也，肠胃必燥，须以滑药开其关窍。用猪胰子一个、胡桃（去衣）气［四］两，

① 硇（lǔ 鲁）：硇砂，亦即硇砂，为天然产的氯化铵。

切碎同煮食之。能去屈曲之处滞，则生津液，其病自愈。

又方　平地木子，每岁一粒，向来肉量多少，以肉同煮香。令病者鼻闻之，如香极，与食之，一服见效。

又方　日入反出，是无火也。中白丸，暖胃温肾之捷效。

中白丸见喘门

秘方　治翻胃膈食，百发百中。猪胰（去筋膜）苏[一]只、麻油气[四]山[两]，共煎，又加白蜜四两，搅匀成膏。每服三大匙，日四五次，并下灵砂丹一分，加至三分。

灵砂丹见呕吐门

〔批〕开膈噎翻胃方　用藕二枝，悬于檐下七日，慢食尽为度。

吞酸　吐酸

《素问》曰：诸呕吐酸，皆属于热。河间曰：酸者，木之本味，由火盛制金，不能平木，则肝木自甚而为酸也。若夫中酸者，俗为醋心，宜温散之药，犹伤寒解表之义。缘肺受邪亦不能平肝，而酿成酸也。发散之则肺金利，肝木自平，而酸自止矣。丹溪云：肌表得风寒则内热，愈菀而酸味刺心尤甚也。是以初宜发散为主，若吞酸久不能已，则不宜温药表散，宜以寒药治之，后以凉药调之，结散热去，则气和矣。然不宜食黏滞油腻者，能令气菀不通则生热，如物器内覆盖之则酸也。宜食淡味菜蔬，能令气之通畅也。余选薤白汤，治酸正合此义耳。丹溪曰：吐酸如醋，此平日津液菀积而成，湿中生热，遂成酸味也。又有积之久，伏于肺胃之间，咯不得上，咽不得下，似乎梅核气，亦用四七汤，得效者经验。方用黄连、吴茱萸各一两，以井水浸七日，去连，将茱萸焙干，每日清晨米饮下四十九粒，深得左金丸之法。或用人参汤下更妙，有补脾泻肝益肺之功。

余按：酸味本于肝出，肝木未有不因脾胃之湿蒸热菀而致之者。东垣主寒，先用温散，治其标也；河间主热，用寒凉从其本也。然热之始由于湿，湿盛而生热，热盛则炎蒸，如热天做酒多于酸味。平胃散之苍术，乃去湿之圣药，加之以茱、连，亦有两得之妙耳。

指航云：吞酸吐酸之病，不可轻视。按前贤皆作湿蒸热郁治之，用越鞠、左金不见其功，又淡味素食亦不见效。此肝火炽盛，脾土益困，遂成土败木衰，而发呃逆之恶候，则殒其命矣。深思之，则归咎于先前不发散之故耳。医经用小柴胡汤加茱萸，内有深意焉。

【附方】

左金丸　治肝火燥盛，左胁作痛，吞酸吐酸，筋疝痞结。

黄连六两，姜汁炒　吴茱萸一两，盐水泡

水泛为丸。

越鞠丸见呕吐门

平胃散见呕吐门

小柴胡汤见呕吐门

薤白汤见翻胃门

四七汤见气门

胁痛

指航云：胁痛但有半表，而无真表症。按仲景曰，两胁痛而耳聋，寒热，呕而口苦，乃少阳经病也，以小柴胡汤和之。如平人胁痛，皆属厥阴肝经，故岐伯曰，肝病者，两胁痛引小腹，善怒。然亦有气滞血滞，湿痰死血，房劳过度，气血两虚者。先以气滞论之，如触恼怒欲报私仇而不能，郁结不伸，此气滞之胁痛也。血滞者，肝藏血，因大怒而血不归经，随气上为呕血，留于本经则为胁痛，痛多左胁。又有跌仆斗殴，内伤于血，所谓皮不破而瘀血停积。此二种皆瘀血胁痛也。然何以分气与血耶？盖瘀血作痛者，痛而不膨，按之痛，不按亦痛，其痛无时休息。宜桃仁、红花、当归、苏木、山楂、蓬术以破血，青皮、赤芍、官桂、柴胡之类引至本经；若痛极者，加大黄下之可也。气滞作痛者，痛而且膨，得嗳即缓，缓而复痛，亦有时而止者。抑肝为主，以青皮、芍药、柴胡、官桂伐其肝，枳壳、木香、乌药之类开其气，当归、红花和其血，可加醋少许，盖酸破结，直入肝经故也。大忌生姜、陈皮、细辛，以其补肝也。两胁走注作痛者，痰实也。控涎丹、青皮、白芥子，肥盛人服之有效，如瘦弱人，劳后怒气得之者，八珍汤少加青皮、木香，以其气血皆不足也。

胁痛发寒热，似有积块，必从饮食太饱，劳力所致，小柴胡汤并当归龙荟丸主之。

余治程来仪，因酒色过度，损伤肝肾，左季胁痛连小腹之右，如生横痃①，其痛无定位。胁痛稍缓，则小腹之右痛剧，横走上下，日夜无休。大便数日不通，服生大黄，大便愈结，其痛愈甚。脉来坚涩，则知气血两虚也，随用十全大补一服，即如无病，连服数十剂而全愈。更有肾水亏，肝火燥，筋无所养，而致胁痛者，范民彰用生地二两立愈。肝虚者目䀮䀮②无所见，胁满筋急，爪枯面青，头眩，补肝散主之，羊血汤入醋亦妙。

清寒内客，四肢冷寒，四物汤加姜、桂、吴茱萸。妇人产后血虚胁痛，生姜羊肉汤，其性甘热，能补血虚，损其肝者缓其中是也。

【附方】

小柴胡汤见呕吐门

控涎丹见痰饮门

八珍汤见劳怯门

十全大补汤见劳怯门

---

① 横痃：由下疳引起的腹股沟淋巴结肿胀、发炎的症状。
② 䀮（huāng 慌）䀮：同"䀮䀮"。《玉篇·目部》："䀮，目不明。"

四物汤见血门

当归龙荟丸

当归 龙胆草 山栀 黄连 黄柏 黄芩各一两 大黄 芦荟 青黛各五钱 木香二钱半 麝香五分，另研

上为末，蜜丸小豆大，小儿如麻子大，生姜汤下二三十丸。忌发热诸物，兼服防风通圣散见中风门。

补肝散

山茱肉 柏心 薯蓣 天雄 茯苓 人参各五分 川芎 白术 独活 五加皮 大黄各七分 橘皮三分 防风 干姜 丹参 厚朴 细辛 桔梗各两半 甘草 菊花各一两 贯众五钱 陈麦曲 大麦蘖各一升

为末，酒服方寸匕，日二次。若食不消，食后服；止痛，食前服。

补肝散 治肝肾二经气血亏损，胁胀作痛，或胁胀，头眩，寒热，发热，或身痛，经不调。

山茱肉 当归 五味子炒，杵 山药 黄芪炒 川芎 木瓜各满 [五] 钱 熟地黄自制 白术炒。各苏 [一] 钱 独活 酸枣仁炒。各气 [四] 钱

为末，每服五钱，水煎服。

当归羊肉汤 羊肉苏 [一] 斤，水一斗，煮八升，当归、黄芪气 [四] 两，生姜紫 [三] 两，同煮。

生姜羊肉汤 生羊肉切，酒煮熟，入老姜片半斤，再

煮，加盐、酱。

羊血汤　一味羊血，作羹食之。

臂痛

指航云：臂痛不可轻视为小患，治之甚难见效，以其外臁属三阳，内臁属三阴，故臂有六道经络所过，诚中风之征兆也。亦有表症见于外，如风寒相抟于臂，必有恶寒之状，五积散、乌药顺气散选用；或有流痰入臂而作痛者，必脉滑，唾有痰涎，肩背酸疼，两手起痹，宜导痰汤、指迷茯苓汤丸、控涎丹之类。若勉力举重伤筋者，作跌打损伤治，如边城十三方之类，裴大至宝救命丹更妙。桂枝、姜黄有横行入臂之功，四物蠲痹汤加此二味。顾耀民云：老衰血枯患此者，取嫩鹿角锉末，每服三钱，酒调下，然亦不可轻视而致失名也。

【附方】

五积散见心痛门

乌药顺气散见中风门

导痰汤　治痰涎壅盛，胸膈留饮，痞塞不通。

半夏二钱　陈皮　茯苓各一钱　甘草五分　胆星　枳实

加姜煎。

一方

半夏制，四两　南星炮，去皮　枳实麸炒　赤茯苓　橘红

各一两　甘草炙，五钱

上咬咀，每服四钱，姜十片，水煎，食后服。

指迷茯苓汤丸　治中脘留伏痰饮，臂痛难举，手足不得转移，此治痰之第一方也。

半夏二两　茯苓一两　枳壳麸炒，五钱　风化朴硝二钱半

上为末，姜汁打糊为丸桐子大。每服三十丸，姜汤下。

四物蠲痹合半汤　治一切血虚，及中风身体烦痛，项背拘急，手足冷痹，腰膝沉重，举动艰难。

当归　生地　白芍　川芎　蜜炙黄芪　赤芍酒炒　羌活　防风　片姜黄酒炒　炙草

姜、枣煎。本方除白芍、川芎、生地、防风，名蠲痹汤。

控涎丹见痰饮门

琥珀散

赤芍　蓬术　三棱　丹皮　刘寄奴　玄胡　乌药　当归　熟地　官桂不见火。各一两

上前五味，用乌豆一升、生姜半斤切片、米醋四升同煮，豆烂为度，焙干，入后五味同为细末。每服二钱，空心温酒调服。

边城十三方

乳香　没药　刘寄奴　当归　赤芍　青皮　丹皮　红

花　桃仁　牛膝　生地　羌活　独活

水煎，酒服。

至宝救命丹即活命金丹，见劳瘵门

心痛

王宇泰曰：心痛，非真心痛也，即胃脘痛也。指航云：胃脘与心为邻，逼近胞络，胃家有邪，则胞络膻中亦应之而痛也。夫心者，君主之官，神明出焉，邪不得而犯之。若使邪干犯于心，手足甲青，朝发夕死，不可治也。

〔批〕奇方　乌梅肉、明矾等分，打匀，为丸如小豆大，每服二丸。

丹溪曰：身受寒邪，口食寒物，必有头疼、恶寒、心下急痛、微热，当为表症。宜发汗，五积散之类，外客寒犯胃之心痛也。又云：痛久成郁，古方用山栀为君，加热药为向导，则邪易伏而痛易退。越鞠汤、草蔻汤之属以开郁，此病久生郁之心痛也。此表症

指航曰：按《内经》云，大怒则气逆，而血郁于上，使人薄厥，致血不吐出，而留于胃中。或平素喜食热物，亦有致血成瘀而痛，当下之，桃仁承气汤之类，或降香三钱酒调下，家秘活血苏桃汤更妙，此死血之心痛也。或面上有白圈，唇红，内有白星，大痛后便能食，时作时止，脉来乍大乍小，铁刷丸、秘方三才打虫丸、剪红丸、家秘芦荟丸皆妙，此为虫积之心痛也。又胸膈胀满，吞酸嗳

腐，手不可近，急则备急丸，缓则家秘黑神丸、慈珠丸，此为食积之心痛也。以上三条皆里症并实症

呕吐，恶寒，手足冷，绵绵而痛者，寒痛也，香砂理中汤。痛甚者，加草蔻、吴茱萸，此寒厥之心痛也。仲景云，心痛彻背，背痛彻心，瓜蒌薤白汤主之，为胸痹之心痛也。躁扰狂越，叫号大痛，或时痛死不知人，脉数口干，此火痛也，宜黄连清中汤主之，此热厥之心痛也。以上六症已明。外有痰厥之心痛，胸膈大痛，攻主腰背，发则呕逆，诸药不纳者，此为痰厥之心痛也，先以鹅翎探吐，吐出痰积而痛自止，再以二陈汤加炮姜和之。

凡心痛瘥后，不可便与食物，必待饥甚，少与稀粥可也。

指航曰：按古人分九种而治，曰饮、曰食、曰风、曰冷、曰热、曰悸、曰虫、曰疰、曰气。余亦分九种，皆有症验，发明治法种种，使学者易于明白，用药则得心应手，名正而治顺也。

〔批〕心痛神方　白芥子五分，菔子一钱，笔头须旧者三个，乳香、寸香少许，砂仁三四粒。每服一钱，砂仁汤调下。

〔批〕理中丸　治心痛、胃痛。黑山栀六两，草蔻四两，灵脂、菖蒲、胡索各三两，半夏、菔子各二两，良姜一两，神曲丸。

〔批〕又方　良姜、香附等分，为末，服五分，酒下。

【附方】

五积散　治感冒寒邪，头疼身痛，项背拘急，恶寒呕

吐，或有腹痛。又治伤寒头疼恶风，无问内伤生冷，外感风寒，及寒湿客于经络，腰脚酸痛，及妇人经血不调，及难产并治。

茯苓　白芷　制半夏　当归　川芎　炙甘草　肉桂　白芍各三两　枳壳麸炒　麻黄　陈皮各六两　桔梗十二两　厚朴姜制　干姜各四两，煨　苍术泔浸，二十四两

上㕮咀，每服四钱，水一碗，姜三葱白三，煎七分，热服。

越鞠汤见呕吐门

草豆蔻丸　治客寒犯胃，热亦宜用，止可一二服。

草豆蔻一钱四分，面裹煨熟，去皮　吴茱萸制　益智仁僵蚕炒。各八分　当归身　青皮各六分　神曲　姜黄各四分生甘草三分　桃仁去皮，七分　制半夏一钱　泽泻一钱，小便利减半。一作一分，疑误　麦蘖炒黄，钱半　炙甘草六分　柴胡四分，详胁下痛多少与之　人参　黄芪　陈皮各八分

上除桃仁另研如泥，余为极细末，和匀，汤浸，炊饼，丸桐子大。每服三十丸，熟白汤送下，食远，旋斟酌用之。

桃仁承气汤见血门

活血苏桃汤见腹痛论中

铁刷丸见厉风门

黑沉丸即黑神丸，见泄泻门

芦荟丸见腹痛门

香砂理中汤见腹痛门

瓜蒌薤白汤见翻胃门

二陈汤见气门

三才打虫丸

雄黄　明矾　槟榔等分

丸。

一方打虫　通天再造丸加法。

郁金满［五］轻［钱］　煨大黄苏［一］山［两］　皂角
刺一两　白丑末藿［六］轻［钱］满［半］　尖槟　明矾
雄黄

　一方

大黄　白槟榔各苏［一］山［两］　黑白丑末畦［二］两
甘草苏［一］轻［钱］　牙皂苏［一］轻［钱］满［半］　雷
丸紫［三］轻［钱］　木香三钱

　一方

雄黄　姜黄　巴豆霜　山柰各轻［钱］苏［一］　丁香
二十五粒　人言三分

红枣为丸粟米大，每服四五丸。

　一方　即三才丸，神曲打糊为丸，清晨川椒汤下。治
心痛，虫痛，一切诸积。

清中汤　治火痛。

黄连　山栀炒。各二钱　陈皮　茯苓钱半　半夏制，一钱
草蔻仁研　炙草各七分　姜三片

水煎，食前服。

磁朱丸

磁朱苏 [一] 山 [两]　鸡金一钱　蝉蜕 [二]　砂仁

为丸。

备急丸

大黄末　干姜末　巴豆霜等分

研匀，蜜丸小豆大。夜卧温水下一丸，孕妇不服。

奇方　治虫痛。

乌梅来 [十] 枚　川椒去蒂，百粒

黑沙糖煎服。

心疼立效方

干姜　良姜等分

为末，每服满 [五] 分，甜酒下。

剪红丸

陈皮　青皮　乌药　香附　使君子　三棱

饭丸，每服三十丸。

心痛除根方

苍术　山栀各苏 [一] 轻 [钱] 满 [半]　归尾　枳壳

陈皮　青皮　木香各一钱　生甘草　生姜各紫 [三] 分

水煎服。

一方沈万桥传　追虫。

黑白丑气〔四〕山〔两〕　槟榔香〔八〕山〔两〕　大枫肉四两

每服苏〔一〕轻〔钱〕满〔半〕。

一方　治九种心痛，又治连年积冷，流注心胸，及落马堕车瘀血，中恶等症。

狼毒炙，香〔八〕轻〔钱〕　吴茱萸汤泡　巴豆去心，炒，取霜　炮干姜　人参各苏〔一〕山〔两〕　附子炮，去皮，紫〔三〕山〔两〕

为末，蜜丸桐子大，空腹温酒下一丸。

一方秘　治心痛、胃脘痛。

枳实畦〔二〕轻〔钱〕　厚朴苏〔一〕山〔两〕，姜汁炒

为末，每服畦〔二〕轻〔钱〕满〔半〕，砂糖调，七服除根。

腹痛

指航云：腹为阴，故无表症。按《内经·举痛论》云有十四条，其中热者一，寒热相半者一，其余皆属寒症也。盖腹乃三阴之部，故寒多而热者少也。然部位亦复不同，脐上痛多热，而脐下痛多寒也。

〔批〕治心腹痛神方　用粪金子二三合，摘如丸药，随意酒下，永不再发。

〔批〕胃寒心痛　大胡椒为细末，乌梅为丸，每服三钱，立愈。

一、寒痛者，纤纤①作痛，欲得热手按，喜热食，脉弦而迟，或紧，宜香砂理中汤、治中汤。皆由中气不足，寒邪乘虚客入，使血涩脉紧而作痛也。甚致手足冷，汗自出，此危候也，急以姜附四逆汤救之。

二、热痛者，夏月身热，恶热，脉洪数，热手按之不止者，黄连黄芩白芍汤，或外科内疏黄连汤治之。

三、暑痛者，泻利并作，口渴身热，脉虚，十味香薷饮治之，或益元散冷水调服。

四、受湿腹痛者，大便溏泄，脉沉涩，胃苓汤加煨姜治之。

五、寒积腹痛者，脐之上下左右有块，宜温利之，万病紫菀丸，谅人虚实而用。此磨积削坚，有攻有补之神药也。

六、痰积作痛者，脉滑，眩晕，呕吐，或下白积，二陈汤加行气之品。

七、食积腹痛者，痛甚欲大便，去后痛减，脉来沉滑，平胃散、保和丸之类治之。

八、酒积腹痛者，每晨泻一二行，平胃散加豆蔻、片姜黄、木香、槟榔、泽泻、茯苓之类。或用通因通用之法，以酒一瓶，加生大黄五分，顿热随量饮之。

九、气滞腹痛者，胀而脉沉涩，木香顺气散、家秘理

① 纤纤：纤缓，此指缓痛。

金散主之。

十、死血腹痛者，痛有常度而不移，脉涩而芤，痛多在小腹，活血苏桃汤主之。桃仁、赤芍、红花、归尾、玄胡索、丹皮、红曲、穿山甲、苏木、苏子，共剂水煎，酒服。凡属血秘而不行者，以是汤为主，但黄道无近功，不若抵当汤丸猛且速也，故分虚实下之。

十一、虫积腹痛者，痛有止作，有块梗起，往来呕吐，虫动泻糜，面有白圈，乍青乍赤，脉来沉涩有力，铁刷丸、宝鉴化虫丸，不如家秘芦荟丸，缓以驱之。月初虫头向上，空心先与滋味嚼之，次煎浓姜汤，吞下三四钱，一举而可空群也。必在秋夏之月，如春冬之月，其虫伏而不起，服之反有伤中之祸，亦有追出者，不尽然也。此症可惜膏粱之家，嫌其药猛烈，不敢服之，愿服滋补参、术等药，愈服之则虫愈壮，而愈助其吃精吮血之势，虽日啖滋味，不为肌肉，面黄肌瘦，延至二阳之病生，男子少精，而女人不月，劳瘵之病，而至于死。虽古方有獭肝爪并杀虫之法，死期已有矣。

十二、热结腹痛者，大便不通，手不可近，口干舌燥，小承气汤下之。

十三、虚劳里急腹痛者，仲景用小建中汤主之，恐无效也。

十四、阴毒腹痛者，一时痛死不知人事，少间复苏，苏而夭死，目上窜欲咬人，狂越斗号，无药可投，待毙而已。此为寒毒气之闭塞，补泻难施，先用葱饼法，烘热覆患处，外用热熨斗熨之，使阴毒之气有出路矣。闽中之人用活雄鸡一大只，以快刀割开鸡腹，覆于脐上，再用布捆定，候鸡冷，再用一只，吸出阴毒，臭不可闻，其人即活。又法，将病人阳物牵起，头尽处是穴，腹上艾火灸四十九壮。又法，用新出小鸡七八只，捣汁徐徐灌之。盖鸡性能活滞血而为新血之妙，是以产后妇食姜炒鸡，亦是理也。此妙法，活人多矣。

【附方】

香砂理中汤

白术　人参　甘草　干姜　藿香　砂仁

煎。

治中汤　即前方去香、砂，加陈皮、青皮。方见痢疾

姜附四逆汤想即四逆汤，见呕吐门

黄连黄芩白芍汤想即芍药黄芩汤　治泄痢腹痛，脉洪疾者。

黄芩　芍药各一两　甘草五钱

加黄连，水煎，温服无时。痛甚，加肉桂少许。

内疏黄连汤①

内疏黄连汤木香，栀翘归芍薄荷柳，腹中热毒攻肠

---

①　内疏黄连汤：原无此五字，方名据下文补加。

痛，甘桔之中倍大黄。

十味香薷饮

香薷　扁豆　木瓜　茯苓　厚朴　黄连　人参　黄芪
白术　陈皮　甘草

水煎，冷服。

益元散

滑石六两　甘草一两　朱砂

冷服。

胃苓汤见泄泻门

万病紫菀丸　治脐腹久患痃癖①如碗大，绕脐绞痛，一切虫咬，十种水肿，并诸般怪症。

紫菀茸　吴茱萸制　菖蒲　柴胡　厚朴各一两　桔梗
茯苓　皂荚　桂枝　干姜　黄连　蜀椒　巴霜　人参各五钱
川乌三钱

加羌活、独活、防风各一两，为末，蜜丸桐子大。每服三丸，渐至五七丸，生姜汤送下，食后临卧服，孕妇忌之。治万病，引在《医学纲目》第二十五卷。

二陈汤见气门

平胃散见呕吐门

保和丸见呕吐门，后有家秘苍术保和丸、加味保和丸

木香顺气散　治气滞腹痛。

---

① 痃癖（xuánpǐ玄痞）：脐腹偏侧或胁肋部时有筋脉攻撑急痛的病症。

木香　香附　槟榔　青皮醋炒　陈皮　厚朴姜汁炒　苍术泔水浸，炒　枳壳麸炒　砂仁各一钱　炙甘草五分

水煎，姜三片，食前服。

秘理金散见气门

苍术保和丸

苍术　山楂各蘸[六]斤　神曲气[四]斤　茯苓　陈皮各紫[三]斤　黄连　连翘　半夏制　莱菔子各苏[一]来[十]蘸[六]山[两]

为细末，水泛为丸。每服八十丸，姜汤下。

加味保和丸

山楂紫[三]山[两]　神曲　半夏　茯苓　陈皮　香附各如上　菔子　苍术　枳实各畦[二]山[两]　白术满[五]山[两]　黑山栀　姜制黄连各苏[一]山[两]满[半]

上各随泡制，姜汁打糊丸绿豆大。每服五十丸，加至七十丸，食远，白汤送下。

抵当汤见血门

抵当丸　即抵当汤减水蛭十个，虻虫、桃仁各减五个，分为四丸，每水煮一丸。

铁刷丸见厉风门

秘芦荟丸　治小儿食积。

芦荟　使君肉　银柴胡　芜荑仁　陈皮　神曲　麦芽各苏[一]山[两]　山药　胡黄连　木香各轻[钱]满[半]

青皮轻 [钱] 圆 [七]　　楂肉畦 [二] 山 [两]　　干蝉紫 [三]
只，煅

　　各为极细末，蜜丸弹子大。空心每一丸，米饮下。

又芦荟丸　治脾胃积热，遂成疳疾。

　　芦荟轻 [钱] 苏 [一]，另研　　黄连去须　　龙胆草　　芜荑
去衣，炒

　　上为末，饭丸黍米大，随大小加减服之。

大芦荟丸　诸疳积。又名肥儿丸

　　芦荟　　芜荑　　木香　　青黛　　槟榔　　黄连畦 [二] 轻
[钱]　　蝉壳畦 [二] 来 [十] 气 [四] 个　　胡连五分　　麝少许

　　为末，猪胆二枚取汁，和米糕丸如麻子大。每服二十
丸，白汤送下。一方加干蝉一只，炙黄入药。

　　〔批〕疳积方　方八、大枣去皮核，打烂为丸。将鸡子凿破，放
药在内，封好，饭锅内煮熟，去药食蛋，连服五次，其积自消。

化虫丸　治诸虫。

　　鹤虱　　槟榔　　苦楝根　　胡粉①炒。各一两　　白矾枯，二
钱半

　　上末，米糊丸桐子大。一岁服五丸，量人大小加减，
温浆水入生麻油四点，打匀送下，清米饮亦可，不拘时。
其虫细小者化为水，大者自下。

小承气汤见呃逆门

小建中汤见血门

———————————————————

　　①　胡粉：即铅粉，为矿物铅加工制成的碱式碳酸铅。

丽生膏史大猷传　白芥子六两，用生桐油一斤、麻油四两、黄丹①半斤，熬至滴水成珠为度，听用。治心痛、胃痛、腹痛、泻利、痰气等症。另将肉桂、良姜、莎草子、郁金、胡索、吴茱萸等分，为细末，掺膏药贴，名通灵散。如痞块，加麝香、软阿魏各二分；腰背痛，加补骨脂；闪肭，加山羊血。

霍乱吐泻、干霍乱、转筋合论

指航云：霍乱吐利，脏腑有别。按《内经》云，心火乘肝必吐利。成无己云：上吐下泻，扰乱烦躁，为湿霍乱。徐而日久为吐利，吐利因之而为轻也。更有恶寒、发热、头痛、脉浮，《明理论》为挥霍伤寒也，宜汗之。《金匮》用黄芩半夏生姜汤主之者，因热而用之也。海藏云：吐利当渴，今反不渴者，脉微弱，宜理中汤主之。丹溪以冷姜汤调益元散，立愈。风痰羁绊脾胃之间，水煮金花丸下之。陈无择云：霍乱者，心腹卒痛，呕吐不利，憎寒壮热，头痛眩晕，先吐而后痛，先痛而后吐，或心腹齐痛，吐利并作者，甚则转筋入腹即死也。有寒热二症，热多渴欲饮水者，阳邪也，五苓散主之；寒多而不欲饮水者，阴邪也，理中汤主之。若霍乱未显之时，及霍乱始定之后，以青蒿泡汤加白洋糖频频服之一日，胃口清而自愈矣。病

---

① 黄丹：即铅丹，主要成分为四氧化三铅。

者不识，即饮啖酒食，则死之道也，霍乱大约喜清恶浊耳。丹溪云，浆粥一呷，下咽即死者，亦甚言之也。欲其不可食，待饥甚，以稀粥汤，调理之意也。脉来促结代者，不可断死，委中并十指出血，通经络之壅，即所谓发汗之条也。予治母姨，吐泻不止，身冷无脉，用附子理中汤加生脉散一服，其脉绵绵而来，即愈。

五苓、益元、桂苓甘露饮，治热霍乱之圣药也。

理中汤、附子理中汤、生脉散，乃虚寒霍乱之圣药也。

指航治干霍乱，上不得吐，下不得泻，扰〔批〕扰音挥霍撩乱，朝发夕死之危候也。盖其人风寒外侵，生冷内加，阳气欲升而不得，阴气欲降而不能，抵关而战，肝胆之少火生气几乎扑灭，死之速也。俗人为之绞肠痧，刮痧针刺伪法惑人，亦有愈，有不效者，咎归官料药，诚可恨也。予用食盐四五钱，锅内炒至通红，将河水、井水各半官碗，将河水倾入锅内，令沸即舀在井水碗中，冲皂末二三分，顿服，鸢翎探吐，吐提其气，清气升则浊气因之而降矣。奚有扑灭少火而致死地乎？再以猪胆加牙皂末、麝香少许，谷道中导之，上下分消之妙法也。活人之事，可广传之。

指航云：转筋本属阳明之疾，盖阳明为经络之长也，因霍乱损其津汁，百脉宗筋，皆不润泽，遂致绞转而痛剧也。又云：入腹则死者，为阳明津汁尽竭也。河间主火，丹溪主血热、血虚，亦为筋失所养，平人有之也，非因霍乱而致之也。乃营中素有大热，热甚吸尽足胫经脉之柔液而为转动，痛苦难堪也。《内经》云：阳明厥阴，不从标本，从乎中也。故男子以手挽其阴囊，女人以手牵上其两乳，亦能愈矣。又立起，即不转痛者，其柔液向下荫注，则痛立已。

　　霍乱转筋，多用木瓜煎浓汁饮之，立愈。

　　好热醋以棉花絮浸搭转筋痛处，立愈。

　　夏月浓煎香薷汤亦妙，不如木瓜汤为稳。

　　舌卷囊缩者，一身津液为大耗绝，故死。

【附方】

黄芩加半夏生姜汤　治吐利。

黄芩三两　炙甘草三两　芍药三两　半夏八两　生姜四两

大枣二十枚

水一斗，煮三升，温服一升，日再夜一服。

理中汤见呕吐门

益元散见暑门

五苓散见痢疾门

附子理中汤见中寒门

水煮金花丸　治风痰。

半夏洗　南星洗　寒水石烧存性。各一两　天麻半两　雄黄钱半　白面四两为末，滴水为丸桐子大。每服百丸，先煎浆水沸，下药煮，令浮为度，漉出，食前生姜汤下。

桂苓甘露饮　流湿润燥，治痰涎，止咳嗽，调脏腑寒热呕吐，服之令人遍身气液宣平，及治水肿泄利。

肉桂　藿香　人参各五分　木香二钱五分　白茯苓　白术　甘草　泽泻　葛根　石膏　寒水石以上各一两　滑石二两

为末，每服三钱，白汤、冷水任调下。

木瓜煎　治吐泻，转筋，闷乱。

吴茱萸汤泡七次　生姜切。各二两半　木瓜木刀切，两半

每服三钱，水煎服。

活命散　治脾元虚损，霍乱不吐泻，腹胀如鼓，心胸壅痰。

丁香七粒　菖蒲根五钱　炙甘草一两　生姜五钱　盐一合

上剉碎，用童便一碗半，煎一碗，分二次温服。

冬葵子汤　治干霍乱，大小便不通，手足俱热，闷乱。

冬葵子　滑石　香薷各一两　木瓜一枚，去皮、瓤

上捣筛，每服五钱，水煎，温服，日四五服。

泄泻

《素问》曰，春伤于风，夏必飧泻者，以其春夏多风湿，是知风寒湿热，皆令人泄泻也，但湿热良多，而风寒

差少也。故经又云：湿胜则濡泻。又云：暴迫下注，皆属于热。又云：诸病水液，澄彻清冷，皆属虚寒。河间云：泻而水谷变色者为热，水谷不变色，澄澈清冷者为寒。山甫云：若肛门燥涩，小便赤短，则水谷虽不变色，犹为热也。此由火性急速，食下即出，无容变化也，仲景所谓邪热杀谷者是也。戴复庵曰：凡水泻腹不痛者湿也，胃苓汤为之圣药，但不施之于火泻也。盖火泻者，山甫所云肛门燥涩，腹痛肠鸣，痛一阵泻一阵者，火也，黄连、甘草，水煎服。〔批〕挟热泻利出者有声，脐下热，泻出焦黄臭，黄芩芍药甘草汤主之。饮食入胃，完谷不化者，气虚也，补中益气汤、理中丸之类。或泻或不泻，或多或少者，痰也，二陈汤加平胃散。腹痛甚而泻，泻后随减者，食积也，七仙丸、黑神丸之属。如久泻谷道不合，或脱肛，此元气下陷，及大肠不行牧令①，当补以提之。

《准绳》云：每日五更泄泻者有四因，酒积、寒积、食积、肾泄。俗呼为脾肾泻，胃②苓汤加补骨脂、菟丝、山药之属，乃薛业师之妙法也。有大便后又要登圊，解之不尽者，肾虚也，四神丸、五味子散主之。山甫云：泄泻头痛者，乃阳陷于下，湿犯于上，此为清浊倒置而然也。故《内经》所云，浊气在上则生䐜胀，清气在下则生飧泄，皆以胃苓汤治之，余加荆芥之类。山甫又云：泻责在

---

① 牧令：此犹言"指挥"。
② 胃：原作"会"，据下文附方改。

脾，痛责在肝，肝责之实，脾责之虚，脾虚肝实，故令痛泻也。或问：何不责之伤食？余曰：伤食腹痛，得泻便减，今泻而痛不止者，故责之土败木贼也。〔批〕甲己汤用白芍、甘草二味。夫芍药冬生芽，禀甲木之气以生，甘草禀中央己土以生，二者有甲己合化而为土，土中泻木而土自安也。何土败木贼之有哉？故挟热下痢再加黄芩，其功甚捷。东垣治老年为淫雨病泄，用升阳风药而愈，如阴湿之地风行其上，不终日而燥矣。又云：治湿不利小便，非其治也。是以胃苓汤为治泄之总司，以此汤加减出入，其功亦溥①矣。风泻可加防风、荆芥。

指航治常斋之人脾泄者以起脾丸，大麦粉一升、车前子四两、人参一两，共为末，清晨糖调五钱，日二次。

【附方】

又方

米蛀屑苏 [一] 升　白豆仁满 [五] 钱　花椒末　粟米糯米　白术　苍术各气 [四] 山 [两]

为末，水泛为丸。每服三四钱，空心白汤下。

日章先生治吃素之人泄泻，诸药无效，用莱菔菜叶晒干、牛肉等分，米糊丸，每服三四钱，空心白汤下。

李太学食松花为饼，以致大便燥结，里急后重，日数登圊难通，日夜无度，苦极也。延予治之，思松花温涩，

---

① 溥（pǔ 朴）：广大。

着于大小肠而致也。按《十剂》云，滑可去着。以猪板油熬，又加白蜜、鸡子清，下五仁丸，遂通，畅达而下。松花香能醒脾，涩可去滑，加于滑泻无度者，必有神效，起脾丸以此为衣可乎？

一粒金 兜涩之神药也，治日夜无度欲死者立起，虚者人参汤下。方见痢疾门

封脐膏 五倍子一斤分四处，石灰炒、醋炒、盐炒、净炒，共为末，好醋调成膏，贴脐中，立效。

理中丸 治转筋，霍乱，上吐下泻，肚腹疼，及干霍乱，手足冷厥。

人参　干姜　茯苓　甘草等分

为末，蜜丸。每服一钱，淡姜汤下。

胃苓汤

茯苓　猪苓　桂　白术　泽泻　苍术　厚朴　陈皮
甘草

加煨姜，水煎服。

秘黑沉丸一名通宣导滞丸

厚朴气 [四] 山 [两]　枳壳同上　浮麦绿矾炒，苏 [一]
升气 [四] 山 [两] 满 [半]　江子气 [四] 来 [十] 风①，炒朴
去　陈皮　甘草

面糊丸。

---

① 风：当作“分”。

四神丸 治肾泻、脾泻。

破故纸四两，酒浸一宿，炒 五味子三两，炒 肉豆蔻二两，面裹煨 吴茱萸一两，盐汤泡

用大枣百枚、生姜八两切片同煮，枣烂去姜，取枣捣丸。每服二钱，临卧盐汤下。本方除五味、吴茱，加茴香一两、木香五钱，姜煮枣丸，亦名四神丸《澹①寮》，治同。

五味子散 即前方单用五味子、吴茱萸，治同。

七仙丸

曷虫② 斗豆③ 圃 [七] 轻 [钱] 满 [半] 大叔④ 木禾⑤如上 易中⑥

神曲糊丸，朱砂为衣，服法不必写。

补中益气汤见气门

二陈汤见气门

平胃散见呕吐门

五仁丸见痢疾门

疟论

疟者虐也，病之在人，酷虐之甚也。疟之寒热者，邪

---

① 澹：原作"淡"，据《医方集解·四神丸》改。
② 曷虫：疑为"蝎虫"。
③ 斗豆：疑为"料豆"。
④ 大叔：疑为"大椒"。
⑤ 木禾：疑为"木香"。
⑥ 易中：疑为"益智"。

正分争也。并于里则阴实而阳虚，阳虚生外寒，乃中外皆寒，故见其鼓颔而战栗恶寒莫任也；并于表则阳实而阴虚，阴虚生内热，乃中外皆热，故见其烦渴而身热恶热莫任也。若其邪正分争并之未尽，寒热交集，则鼓颔战栗、烦渴身热并至矣。若夫先寒后热，名曰寒疟，此先伤于寒，而后伤于风也；先热后寒，名曰温疟，此先伤于风，而后伤于寒也。二者皆从中治，中治者少阳也。但热不寒者，名曰瘅疟，责之中暑；但寒不热者，名曰牝疟，责之阴湿。其多寒而脉实滑者，仍作实热，勿用桂枝；多热而脉微弱者，仍作虚寒，勿用白虎。至如食疟，其状若饥而不能食，食则生呕、腹胀、咽酸是也；瘴疟者，挟溪岚蒸毒之气，令人迷困躁妄，亦有哑不能言。皆败血瘀于心，而毒涎聚于脾也，须用凉膈散速通大便。可见寒热不独在少阳，亦有存表、里、虚、实、寒、热六字，若但认为少阳经，则误矣。

丹溪云：三日一作，三阴受病也。子午卯酉，少阴疟也；寅申巳亥，厥阴疟也；辰戌丑未，太阴疟也。自脏传腑，其发也必乱，而失其期，此佳兆也。若愈陷入阴时，痎疟之候最难瘥，可所谓三年老疟也。邪正之气结而不散，按之有形，名曰疟母，及其固结之久，顽痰死血必有之也，以山甲鳖甲散主之。

疟家鼻衄，或大便血丝，或月候来往，皆是血症，当加五灵脂、桃仁为佐，入生姜、蜜同煎以治之。指航云：治疟之道，如御强暴酷虐之辈，惟淡淡为主，故用茯苓淡渗，其热自和也。是以服治疟之药，必须井河水，加姜、枣露一宿，五更温服。亦须对待六时，如午时发必子时，未时发必要丑时，孙子用兵迎而夺之也。二服服于已发之后，击其堕归，治疟之理也。故《素问》云，必须自衰乃刺之，刺即治也。无刺熇熇之热，无刺浑浑之脉，无刺漉漉之汗，为其病逆，未可治也。经言：方其盛时，勿敢遽毁；因其衰也，治之乃昌。

【选方】

九味羌活汤　治伤风伤寒，憎寒壮热，头痛身热，项痛脊强，呕吐口渴，太阳无汗，及感冒四时不正之气，温热热病。

羌活　防风　苍术各钱半　细辛五分　川芎　白芷　生地　黄芩　甘草各一钱

加姜、葱煎。

白虎汤见呃逆门　本方加桂枝，名桂枝白虎汤。治温疟，但热无寒，骨节疼痛，时呕。

桂枝柴胡各半汤

桂枝　甘草　芍药　柴胡　半夏　人参　黄芩

生姜、大枣煎。

〔批〕忠治一村妇人，七月初旬病如疟状，身大热，口微渴，而外症似阳，脉来似有若无，用药两难，而症似阳脉似阴，温凉难以兼用。细细问之，但足冷欲得火炉，是知阴虚而阳无所依，故孤阳独浮于上，而浊阴独居于下之候也。勉以桂柴各半汤加干姜一钱，服后脉气微续，再服一剂而愈。

柴平汤　治湿疟，身痛身重。

柴胡　黄芩　半夏　人参　甘草　姜　枣　苍术　厚朴　陈皮

清脾饮　治疟疾，热多寒少，口苦嗌^①干，小便赤涩，脉弦数。

青皮　厚朴　柴胡　黄芩　半夏　茯苓　白术　甘草　草果

加姜煎。一方加槟榔，大渴加麦冬、知母。此方治痎疟之神方，须井河水煎，露一宿，五更温服，使脾中伏暑去除，病自却矣。往往浅学误为阴虚夜热以滋之，多致肿胀，真可怅也。

凉膈散

连翘　山栀　大黄　芒硝　甘草　黄芩　薄荷

为末，每服三钱，加竹叶、生蜜煎。

双解秘方　治食疟。

柴胡　前胡　陈皮　青皮　神曲　麦芽　山栀　山楂　苍术　白术

加姜、枣煎，露服。

指航曰：小柴胡必有甘草，余去之，嫌其缓之之义，邪得缓则漫延不已。渴疟，小柴胡汤去半夏，加瓜蒌根。余则不去半夏，以其能开阴阳之路也。

---

① 嗌（yì 意）：咽喉。

〔批〕一方　无苍术、白术二味，加枳壳、枳实，亦名双解散。

〔批〕治三阴疟，用桑虫二两服，效。

〔批〕治瘴疟，用烧酒、蒜头打烂服，效。

又方　治虚人之疟。

当归　川芎　陈皮　牛膝各轻［钱］紫［三］

加茶叶、乌梅，井河水煎露，五更服。

祝先生治三疟，用生首乌、黄芪、麦冬、鲜姜各满［五］钱，川肉果满［五］分，知母畦［二］钱，惟黄荆子二钱为奇耳。按贾公常善医牛马之书所载，盖马奔多汗，遇风必病，疟者为多，以黄荆子一味而治之。《素问》曰：劳汗当风，及得之以浴，水气舍于皮肤之中而为疟也。故以此味佐之。

三疟久不愈，正气虚也。制首乌、归身各紫［三］钱，人参、白术各畦［二］钱，加姜、枣，煎法如前。

〔批〕暖脐膏　肉桂、川附子、雄黄三味各等分，为末，酒调作膏，填入脐内，外用膏封贴，临发五更。

又方　甘草苏［一］、陈皮畦［二］、柴胡紫［三］、知母气［四］，俱钱，水煎服。

又方　治胎疟小儿科，雄黄、飞面等分，以独囊蒜打膏为丸芡实大，午日合更妙，每阴阳水①吞下。儿小吃不下，其母半夜含水与药哺之即吞下。

---

①　阴阳水：《本草纲目·水·生熟汤》："以新汲水、百沸汤合一盏和匀，故曰生熟，今人谓之阴阳水。"

〔批〕小儿胎疟，脾虚肌肉不密，易于感邪，用雄黄入脾而逐温，飞面入肺而盖心，再以独蒜必于午日修合者，以借太阳之气而杀鬼也。

又方　方八二、人言三，午日角黍丸如黍米，一日一丸，二日二丸，三日三丸，阴阳水五更吞下。

二甲散　鳖甲、穿山甲等分为末。

七枣汤　治但寒不热，为之牝疟。

附子一枚，盐汤泡七次，去皮、脐

分二服，水二钟、枣七枚、姜七片，煎七分，临发空心服。

〔批〕三疟方　用陈香橼一只，腰黄①二钱入香橼内，外用老粗纸四张包裹火煨，为末服。

〔批〕三疟方　柴胡、黄芩、半夏、白术、苍术、赤芍、生地、山栀、连翘、山楂、神曲、知母、黄连、青皮、陈皮、枳壳、桔梗、贝母、茯苓、厚朴、麦冬、槟榔、香附、钟乳，共二十四味，各二钱。井河水七碗，马料豆二升，晒干，每服日空心吃一撮。

滞下即痢疾

张三锡曰：痢疾为患，湿、热、积滞三者而已。脉浮数，身痛，发寒热，挟外感者败毒散，治法同疫痢，霜降后桂枝汤，或桂枝麻黄各半汤汗之。〔批〕霜降之际，桂枝汤为当道，内亦有芍药甘草，犹恐肝贼脾败，故用之，土中泻木也。初

---

①　腰黄：雄黄中品质较优者。

痢，起身头不痛者，小柴胡去参，加黄连、木香、白芍、槟榔和之。〔批〕外感脉洪大，此其宜也。又云，脉大得洪无瘥日之句，汗之自愈也。庸医先用木香槟榔丸下之，不亦为逆乎？小柴胡汤和之者，大约疟痢并作而用也。如脉滑而弦见于关上，腹痛后重者，积滞多，芍药汤推荡之。脉缓而涩，不渴，身重，便溺不利者，湿多积多，后重者木香槟榔丸之类下之，香连丸、木香槟榔丸治洪实有力之脉，后重属余积未尽用之也。〔批〕腹痛后重为积多，宜下之也。积去后痛减，为食积。至如暴迫痛之异常，去后痛不减者，肝家热极也。前阻小便，后阻大便，非黄连、甘草、芍药，岂得援猛烈乎？故日夕数百次者，火性急速也，必脐下热。下痢腹痛异常，脉沉而紧，身无热症者，先用姜、桂之类温之，后理积滞。下痢腹痛异常，脉浮多汗，四肢厥冷，兼干呕、头微疼，桂枝汤加当归、煨姜、大枣和之，此仲景治鼻鸣干呕，虚疟虚痢之良法也。若积滞①已去，腹中隐隐作痛不止，此乃肺经之气菀于大肠，宜升提药中加桔梗。然桔梗不用在痢积甚之时也，有及②提瘀浊填胸之戒。六一散，凉水调一服，治下痢小便涩如神。若积滞已行而后重不减，脉来无力，不食者，宜升阳益胃汤，不宜木香槟榔丸下之也。又有御制木香槟榔丸，疏导三焦气滞，更有神功。

后重一症，有虚实之别。初起积滞未除，实也，下

---

① 滞：原作"治"，据医理改。
② 及：当作"升"。

之；久痢后重，或经下过，此元气虚也，补中兼升提之。大黄下之后，其重仍在者，知其大肠虚滑也，用粟壳等，如一粒金兜涩之，固涩其滑，收其气也。白痢用之，其功愈捷，而赤者热性未除，不可骤用也。登圊后后重不减者为实，圊后随减者为虚，以此辨之，百无一失。

后重用升消不愈者，用秦艽、皂角子、煨大黄、当归、桃仁、枳壳、黄连等治之。若大肠有风者，可作丸服，或下坠在活血之后，此为气滞也，亦可作丸服。欲除后重，和气去积为先，芍药汤是也。若气下坠者，法当升消。升谓升麻之类，如荆芥穗、桔梗、苏梗、薄荷之属，非专用升麻也。消谓木香槟榔丸之类，如御制木香丸、小金散、煨大黄之属，非专用木香槟榔丸也。若积滞已去，过食肉面生冷腻滞之物，而复其后重者，问其所食何物而消导之，不可补也。

下痢发热不止，当察脉息，如左手数而无力者属血虚，四物汤去熟地，加芩、术。右手脉数而无力者属气虚，补中益气汤加香、连、芍药，而倍陈皮。

经云：大孔痛如竹筒者不治。大孔者，肛门也，痛乃湿热下流。实者清之，香连丸加炮姜之类，脉必滑而有力，其中有热故也。虚者温之，久病身冷，归、芍、炮姜，如家秘当归丸，油当归苏 [一] 山 [两]、吴茱紫 [三] 钱，为末，蜜丸，每服三钱，一方加枳壳三钱。真人养脏汤加减，以其自汗脉微小者用之也。

日久大孔痛，亦分寒热，以黄蜡、诃子烧烟熏之。因寒而痛，炒盐熨之，水煮枳实熨之。丹溪云：以瓦爿①稿②如钱大，烧红淬童便中急取起，纸包熨痛处。因天寒恐外伤易入，以人参、当归、陈皮煎浓汤饮之，食淡味自安。

〔批〕治白痢单方　白荷花子草，阴干为末服。

人参、肉桂，治虚人白痢之圣药也。

人参、黄连，治虚人血痢之圣药也。

人参、黄连、肉桂同用者，治虚人红白痢之圣药也。此等之病，惟膏粱富贵之人有之，更当细心，不可轻视而云包好。

张介宾云：泻痢亡阴，非补肾何以固其门户？故云，泻痢不知补肾之法，非其治也，此为久痢休息而言也。

噤口痢皆云不治，其中更有七条活法。

〔批〕初痢时有表邪，医者不用发散，专于攻下，以致邪伏上焦，湿、热、暑三气交攻，填塞胸膈，食不得，遂成噤口。

一、食不得入，到口即吐，此乃有邪在膈上，火气上冲之噤口，治以黄连、鲜石菖根汁、桔梗、橘红、茯苓之类。外以田螺打烂，加当门子麝窨③入脐中，引下热邪。加用人参、石莲、茯苓、鲜菖蒲汁以通心气，使胞次④一开，自然思食。

---

① 瓦爿（pán 盘）：残破的瓦片。
② 稿：疑当作"敲"。
③ 窨（yìn 印）：埋藏。
④ 胞次：此指病邪驻留之处。胞，病疮；次，驻留。

二、脾胃虚不能运化，饮食不思之噤口，以参苓白术散加石菖末、陈仓米（炒焦），煎汤调服，或用治中汤。

〔批〕脾虚泄泻，后成滞下，故饮食不思，运化之力怠矣。其参苓白术散所必用也，加以菖蒲开心窍而通神明，自然思食。

三、向来阳气不足，宿食难消，腹中畏畏作痛，冷痢时下之噤口，用理中汤加砂仁、陈皮、木香、肉豆蔻之类。

四、有肝气呕吐，肋胁必痛之噤口，宜木香、黄连、吴茱萸、青皮、白芍之类。

五、有饮水停滞肠胃，漉漉有声之噤口。轻者五苓散，重者加甘遂逐其水。

六、有积秽在下，恶气熏蒸，此误用热毒之药，或兜涩太蚤之噤口。亦有邪气闭遏于胃口，以承气汤下之，疏导积滞亦可。丹溪用黄连、人参浓煎，加姜汁细细呷之，如吐再吃，如有一呷下咽，即开。

七、或嗳嗳连声，吞吐酸味之噤口，推明其所食何物而消导之。

姜黄能开上脘之气，凡不食如噤口者，而姜黄为要药也。故云，治冷热之痢，片子姜黄为末，加入理金中，治无不愈也。

指航云：《脉诀》言，下痢细小却回生，脉大得洪无瘥日，此指久病而言之也。然初痢病而脉洪大，岂可言其不治耶？经曰：肠澼拘挛，脉小安静者生，洪大而紧者死。又曰：肠澼下脓血，脉小留连者生，浮大数热者死。下痢纯血与如尘腐者死，大孔痛、如竹筒者死，痢如屋漏水者死，唇若涂朱红者俱死。痢如鱼脑，身热脉大者俱凶。喻嘉言曰：下痢脉弦汗出者自愈。指航曰：痢疾乃疟疾之里，疟疾乃痢疾之表，今得脉弦汗出，为里病传表，故知其愈也。若疟疾变为痢疾，为之表传里，故知其难治也。

【附方】

噤口痢秘方

宣黄连畦 [二] 钱　人参一钱　薄荷三分　通草　荆芥穗　陈皮　苏叶紫 [三] 分

水煎服，或用茶匙挑入口内，如反出者再挑入，得一匙受之即有生机。开口要食吃，则无害也。

又方　石莲肉为末，陈米汤下。

败毒散表药也

羌活　独活　前胡　柴胡　川芎　枳壳　茯苓　桔梗　人参各一两　甘草五钱

为末，每服二钱，水煎，加生姜二片，温服。

麻桂各半汤表药也

桂　芍　甘　生姜　大枣　麻　杏

芍药汤　行血调气。

芍药一两　当归　黄连　黄芩五钱　大黄三钱　桂二钱半　甘草炒，二钱　槟榔二钱　木香一钱水煎，去渣温服。如痢不减，渐加大黄。

香连丸　下痢赤白，里急后重。

黄连念①两，用吴茱萸十两同炒，去萸　木香四两八钱八分，不见火

为末，醋糊丸如桐子大。每服三十九丸，空心饭饮下。

木香槟榔丸　下痢里急后重，食疟食积。

木香　槟榔　青皮醋炒　陈皮　枳壳　黄连　黄柏　三棱　蓬术各五钱　大黄一两　香附　黑丑二两　芒硝

水丸，量人虚实服。一方加当归。

升阳益胃汤　即补中益气汤加炒黄芩、神曲。

补中益气汤　治气虚不能摄血，疟痢脾虚，久不能愈。方见气门

治中汤

白术土炒　人参　炮姜　炙甘草　青皮　陈皮

水煎服。

真人养脏汤　治泻日久，赤白已尽，虚寒脱肛。亦治下痢赤白，脐腹疼痛，日夜无度。

罂粟壳去蒂，蜜炙，三两六钱　诃子面裹煨，一两二钱　肉豆蔻面裹煨，五钱　木香二两四钱　肉桂八钱　人参　白术　炒当归六钱　白芍炒，一两六钱　生甘草一两八钱

---

① 念：同"廿"，二十。

每服四钱，水煎，食前服，脏寒甚加附子。一方无当归。忌酒醋、生冷、油腻、鲤鱼之物。

参苓白术散

人参　山药　莲肉　扁豆姜汁炒。各一斤半　於术二斤
苡仁　炙甘草各一斤

为末，每服二钱，米饮下。或加姜、枣煎服，或枣肉丸如桐子大，每七十丸，空心米饮下。

五苓散

茯苓　猪①苓　肉桂　白术　泽泻
水煎服。

御制木香槟榔丸

木香　槟榔　枳壳麸炒　杏仁去皮尖，炒　青皮炒。各一两　半夏曲　皂角去白，酥炒　郁李仁去皮。各二两

上为细末，皂角四两，用浆水一钟搓揉熬膏，更入燃蜜少许，和丸如桐子大。每服五十丸，食后姜汤送下。

止痢一粒金丹　水泻白痢如神。

阿芙蓉②　木香　黄连③　白术等分

神曲糊丸，每服一分，老弱者半分，米饮下，人参汤更妙，加入药内亦可，忌醋。

---

① 猪：原作"知"，据《伤寒论》改。
② 阿芙蓉：即鸦片。阿，原作"哈"，据《本草纲目·阿芙蓉》改。
③ 黄连：原作"由车"，据《本草纲目·阿芙蓉》改。

桂枝汤见呕吐门

六一散见暑门

小柴胡汤见呕吐门

理金散见气门

理中丸汤，见呕吐门

四物汤见血门

承气汤见喘门

又秘方当归丸　治白痢腹痛。

油当归苏［一］山［两］　姜黄紫［三］钱　枳壳三钱
吴茱萸紫［三］钱

为末，蜜丸。每服三钱，白汤下。

小金丹一名化滞丸　理一切气，化一切积。

木香　丁香　青皮　陈皮　黄连各畦［二］轻［钱］
三棱煨　莪术各畦［二］气①［钱］香［八］　半夏畦［二］钱
巴豆去壳，汤泡，去心膜，醋煮干，藿［六］轻［钱］，用气［四］
轻［钱］满［半］

乌梅用干肉轻［钱］满［半］，醋煮极烂成膏，将药
和入为丸，如粟米大，量用。

五仁丸　润肠去积。

松子仁　柏子仁　郁李仁　桃仁　杏仁
捣为丸。

---

① 气：当作"轻"。

阿胶梅连丸 治一切久痢，无问赤白青黑，疼痛诸症。

阿胶 乌梅肉炒 黄连 黄柏 赤芍 当归炒黑 赤苓 干姜 枳壳 砂仁 川芎各等分 乳香紫 [三] 钱

一方加白术。为末，水泛为丸桐子大，每服四十九丸。赤痢，甘草汤下；白痢，姜汤下；赤白痢，米饮下。

《丹台玉案》治噤口并赤白痢点眼药，以首胎粪（炙干）一钱、雄黄五分、黄连八分、冰片一分研末，点两眼大眦。

周指航云：丹溪曰，湿热之邪，伤其气分则为白痢，伤其血分则为赤痢，伤其脾则为黄痢，赤白相杂为之气血两伤，总由湿热蒸成，暑毒酿为五脏之色，青黄赤黑白皆有之也。余思何才直云，伤肺为白，伤脾为黄，伤肝为红，以其脏之所致。痛无休止，而致青色，本脏之色现者死；伤其心脏，下痢纯血者死；赤白相杂，半生半死，则肝肺两家俱伤也；伤其肾则黑色，如屋漏水者死，不治。〔批〕纯血者，心也，可取犀角黄连地黄汤；白者，肺也，木香槟榔丸；赤痢，肝也，真香连丸；黄痢，脾也，平胃散加草豆蔻、木香、槟榔；赤白相杂，肺肝也，梅连丸，或加羚羊角；青黑色如屋漏水者，肝肾多败矣，死。

五积六聚论附消块秘方

《识病捷法》云：积聚二字，停蓄之总名也。经曰：无寒不成积。积者，痛有定处而不移，五脏之所生也；聚者，聚散无常，痛无定处，六腑之所成也。然肺为之总司耳。何则？盖肺为气之出入之道，能行诸脏之气也，其始为寒邪客入，则不能运血脉，血脉凝涩，寒气入于肠胃则生䐜胀，入于肠外与汁沫并居，日聚不散，久久成积，因始时未曾发散之故也。更加饮食不节，起居不时，用力过度，则经络乃伤。阳络伤，血外溢而为鼻衄；阴络伤，血内溢而为肠红痔血。若肠胃经络皆伤，以致血溢肠外，有寒沫与血相并不散，而成积块也。或外中于寒，内有忧怒，则肺气滞而不能通调，血凝液裹而成积也。

〔批〕痞块秘方　川芎、当归、白术、赤茯苓、红花、阿魏、枳壳各一钱，大黄八钱，荞麦面一两。为末，每服三钱，空心好酒调下，三服见效，外贴后膏药。

当归、白附子、黑附子、赤芍、白芍、白芷、生地、熟地、山甲、木鳖子、巴豆仁、蓖麻仁、三棱、莪术、五灵脂、续断、肉桂、玄参各一两，乳香、没药各一两二钱，寸香五分，阿魏一两，飞丹十二两。香油五斤以浸前药，春三、夏五、秋七、冬十日，共熬膏入丹。

〔批〕痞块神方　大黄一两、皮硝四钱、阿魏三钱、硼砂五分、寸香一分，独囊蒜十个打烂成膏，夹纸贴患处，须一月去膏，量人虚实用。

指航曰：五积乃鼓胀之根也。肺之积名息贲，右肋下大如覆杯，久不愈，令人洒洒恶寒热，气逆喘嗽，恐成肺痈。有表症者，先当发散，后服息贲丸。

心之积名伏梁，沈后珠云其必死之症，疑其未识伤寒五泻心汤之法也。其症起于脐上至心，大如臂，故云难治必死，久不愈，令人烦心，身体环脐皆痛。先择泻心汤，后可伏梁丸。

脾之积名痞气，在胃脘，覆大如杯，久不已，令人四肢不仁，黄疸，饮食不为肌肉，痛彻于心，脉长浮大。先服桂枝薤白汤，后服痞气丸。薤白汤有加半夏，有加瓜蒌根，有加枳实。

肝之积名肥气，在左胁下，如覆杯，有头足如鳖，久不已，令人咳逆而哕。先服小柴胡加鳖甲、穿山甲末，后服肥气丸。

肾之积名奔豚，小腹上至心下，如豚奔走，上下无时，肾家之邪，黑水也，为之奔豚撞心，死在旦夕。先用桂枝加桂汤，或桂枝白术茯苓汤，后用奔豚丸。

〔批〕痞　胡桃一斤，煮酒三斤，银硝二两，煮干食桃。

【附方】

息贲丸

厚朴姜炒，八钱　黄连炒，一两三钱　干姜炮，钱五分　桂枝一钱　巴霜四分　白茯苓钱半　川乌炮，去脐，一钱　川椒去汗，钱半　人参二钱　桔梗一钱　紫菀一钱　青皮五分　陈皮　三棱炮　天冬　白豆蔻各一钱

上除茯苓、巴霜旋入外，余药为末，蜜丸如桐子大。每服二丸，一日加一丸，二日加二丸，加至大便微溏，再

从二丸加服，淡姜汤送下，食远。周而复始，积减大半，勿服。秋冬加厚朴五钱，通前一两三钱黄连减七钱，用六钱。

加减息贲丸即前方加红花，而分两不同。见《医学纲目》第二十五卷

半夏泻心汤　治下之早，胸满而不痛者为痞。

半夏半升　黄芩三两　黄连一两　炙甘草　人参　干姜各三两　大枣十二枚

本方去人参，加甘草一两，合前四两，名甘草泻心汤。治伤寒中风，医反下之，下利谷不化，腹中雷鸣，心下痞而满，干呕心烦，医复下之，其痞益甚。本方加生姜四两，名生姜泻心汤。治汗解后，胃中不和，心下痞硬，干噫食臭，完谷不化，胁下有水气，腹中雷鸣下利。

附子泻心汤　治伤寒心下痞，而复恶寒汗出者。

大黄二两　芩　连各一两　附子一枚

本方去附子，名三黄泻心汤，再去黄芩，名大黄泻心汤。治伤寒心下痞，按之濡，关脉上浮。

伏梁丸

黄连一两半　人参五钱　厚朴姜制，五钱　黄芩三钱　肉桂一钱　干姜　巴霜　川乌焙，去皮。各五分　红豆　茯神各一钱　丹参炮，一钱　菖蒲五分

上除巴霜外，为末，另研巴霜，旋入和匀，蜜丸如桐子大。初服二丸，一日加一丸，二日加二丸，渐加至大便微溏，再从二丸加服，淡黄连汤下，食远，周而复始，即

减半勿服。秋冬加厚朴半两，减黄连半两，黄芩勿用。

桂枝薤白汤加减法及本汤俱见反胃门

痞气丸

厚朴制，半两　黄连八钱　吴茱萸二钱　黄芩二钱　白茯苓另研　泽泻各一钱　巴霜另研，四分　干姜炮，一钱半　白术二钱　川乌炮，去皮、脐，五分　人参一钱　茵陈钱半　缩砂钱五分　桂四分　川椒炒，五分

服法如前，淡甘草汤下。本方去干姜、白术、川乌、茵陈、缩砂、桂、川椒，加半夏、益智、红花、青皮、归尾、神曲、广茂①、昆布、陈皮、熟地、附子、甘草、葛根，名加减痞气丸。分两加减见《医学纲目》第二十五卷

小柴胡汤见呕吐门

桂枝加桂汤　即桂枝汤加肉桂。

桂枝加茯苓白术汤　即桂枝加茯苓、白术。本篇去桂，但用之以杀奔豚，故不可去而用之。

茯苓桂枝甘草大枣汤②　桂枝汤去芍药、生姜，加茯苓，名茯苓桂枝甘草大枣汤，治汗后脐下悸，欲作奔豚。

奔豚丸

苦楝酒煮，三钱　黄连炒，五钱　白茯二钱　泽泻二钱
川乌炮，五分　菖蒲二钱　玄胡钱半　全蝎一钱　附子一钱

---

① 广茂：莪术的别名。
② 茯苓桂枝甘草大枣汤：原无，为格式统一，校注者加。

巴霜另研，四分　制厚朴七钱　独活一钱　丁香五分　肉桂三分

服法同前，淡盐汤下，秋冬加厚朴半两。如积势坚大，先服前药，不减于一料，加存性牡蛎三钱，疝气勿加。大积大聚，消其大半乃止，药过剂则死。如积满腹或半腹，先治其所起何积，当先服本脏积药，诸病自愈，是治其本也，余积皆然。如服药人觉热，加黄连；如服药人气短，加厚朴；如服药人闷乱，减桂。

肥气丸　治肝之积，其脉弦而细。

青皮炒　当归　苍术各一两半　蛇含石①煅，醋盛，三分　蓬术　三棱　铁孕粉②各二两，与三棱、蓬术同入煮醋一伏时

为末，醋煮，米糊丸绿豆大。每服四十丸，当归酒下。

又肥气丸

厚朴五钱　黄连七钱　柴胡二两　椒炒去汗，闭目不用，四钱　巴霜五分　川乌泡，去皮、脐，钱二分　干姜五分　皂角去皮、弦、子，钱半　茯苓钱半　广茂炮　昆布　人参各钱半　甘草三钱

服合法同前息奔丸。本方去皂角、昆布、广茂、茯苓，加肉桂，名加减肥气丸。分两加减法见《医学目纲》第二十五卷

---

① 蛇含石：为褐铁矿的结核。
② 铁孕粉：即铁华粉。

虫积，心腹痛，唇红，额白圈如钱者是也。

剪红丸

槟榔六钱　巴霜　土珠①各三钱　白丑头末，十二两　芜荑六两　雷丸五两

为末，水泛丸桐子大，朱砂衣之。每服二丸，空心水吞下，下虫积为度，或吐出虫，黑锡灰、槟榔末、米饮下。

阿魏化痞丸

真阿魏畦〔二〕轻〔钱〕畦〔二〕　穿甲圃〔七〕片　甘草　天虫各紫〔三〕轻〔钱〕　儿茶二钱　土木鳖苏〔一〕个　芦荟二钱　天竺黄紫〔三〕钱　九节蛔火煅　将军苏〔一〕山〔两〕

共为末，每服三钱，酒下。

又方

老鸦一只，去毛油　阿魏紫〔三〕山〔两〕满〔半〕　蓬术　芦荟各六钱　白术一两三钱　当归一两畦〔二〕钱　陈皮六钱　青皮五钱　雄黄二钱　枳壳五钱　神曲一两六钱　水红花子　天仙子各来〔十〕山〔两〕　急性子畦〔二〕轻〔钱〕　枳实五钱　甘草三钱

为末，老鸦汁、神曲末二两四钱糊丸。白术膏一斤，每服三钱，酒烊白术膏下。

---

① 土珠：《普济方》卷一六九引《医学切问方·剪红丸》作土朱砂。

痞块煎方　三年陈茶、白芷、川芎、苏梗，酒水各一钟煎，宿露一服，三四帖即愈。

又方

沉香　丁香　月石　乳香　阿魏各苏［一］轻［钱］木香二钱　寸香三分　硇砂五钱　枳壳一两

为末，枣肉为丸，好酒送下。

酒癖方

神曲　麦芽各苏［一］山［两］，炒　黄连满［五］轻［钱］，入红子①肉三粒，炒焦，去红子

为末，汤为丸如梧子大。每服二十五丸，食前姜盐汤下，热服。

血癖方　专治妇人血癖癥瘕。

苏木　红花　当归　大黄各苏［一］山［两］

酒浸一宿，去大黄，焙干为末，酒为丸梧子大。每服五十丸，食远，淡醋汤下，虚者三十丸。

疟癖方　鳖甲一个大如癖者，新瓦上煅，醋炙；又入瓦罐，醋煮半日，日干为末。同雄精满［五］轻［钱］为末，黄米饭为丸，每服三钱。

外治膏　鸽粪满［五］合、大蒜紫［三］合去皮打烂，加寸香一分，做成饼子，敷贴患处，四围用湿粗纸，炭火熨之，如热且停熨，再熨三四次，即消。

---

①　红子：即水红花子。

又方　雄黄、言灰①共末，独瓣蒜五七九个，分轻重用，贴一炷香。患处如烙热极，内再服化痞阿魏更妙。

又法　老军②、蒜头、老糟、芒硝，打烂贴患处。

又法　将白糯米五合烧饭，用葱白十根捣成膏，加盐一撮，做成饼，照式大小贴患处即软，重者两个即消。

〔批〕消癖方　鳖一个，烧热去骨，同苋菜烧烂，打碎做膏贴患处。又要服羊角，挫碎，酒下。

又方　满③黄、广木香、水红花子各一两，为末，每服五分，好酒调下。

又方　活鳖一个，生切碎，用阿魏共打为膏，狗皮摊贴。

破块方

莘荄　大黄各一两　麝香少许

为末，蜜丸梧子大。每服三十丸，空心冷酒下。

保安丸

大黄三两　炮姜一两　大附子一个　鳖甲醋炙，一两

为末，用陈醋煎一二沸，入药末，丸如桐子大。每服二十丸，空心白滚汤送下。取下积如鱼肠烂内青泥，是验。

〔批〕立验癖块方　不论男妇大小左右。川郁金必蟾腹者二两八

---

① 言灰：据方义当为人言灰。
② 老军：大黄有将军的别称，据方义当为陈久之大黄。
③ 满：当作"蒲"。

钱，先用三年陈细茶四两，煎汁制，日晒；再用苏木节二两，煎汁制，日晒；再用当归二两，煎汁制，日晒；再用白芷一两，煎汁制，日晒。蓼实一两八钱，为末，拌于郁金之上，日晒干黄。沉香三钱五分，琥珀一钱四分，与郁金同为末。每服二钱，在上者食远酒调，在下者食前酒调下。

〔批〕又方　朱蓼实晒干，炒开为末，雄猪胰去云衣，煮熟，和蓼末含之，好酒送下，尽醉。

〔批〕痔疮方　用车前子草同胰子作羹服。

琥珀膏

大黄　芒硝各一两　樟脑二钱　寸香一钱

为末，大蒜打膏贴之。

灵丹　治翻胃隔食，痰涌茶黄，气块鬼胎，误吞铜铁锡物、骨硬，冷茶送下三钱，天明有虫积泻出。

白丑头末，一两　槟榔一两　茵陈　蓬术各五钱，醋炒 三棱醋炒　牙皂去皮、尖。各五钱

共为末，醋为丸绿豆大。空心姜汤下，利后冷粥止之。

痞膏　大黄、芒硝、蒜头、老姜，打膏贴患处。

治痞方　天荷叶草二三十片，书内拭干，打烂成膏，先用白及醋磨，圈痞之四傍，吃白鸽粪煨胡桃二三斤，先吃尽。

校注后记

一、陆圻生平事略

陆圻，字丽京，又字景宣，号讲山。明万历四十二年（1614）生，卒年不详，钱塘（今杭州）人。其父陆运昌，明万历进士，曾为吉水县令。据康熙《仁和县志·人物》记载，圻自幼颖异，读书过目不忘，六七岁即能诗，有神童之誉，为父所钟爱。《清史稿》称其"善思误书"，尝读《韩非子》"一从而咸危"，曰："是'一徙而成邑'也。"圻性温良，喜成就人，平生未曾言人过，有语及者辄曰："我与汝姑自尽，毋妄议他人为！"全祖望《陆丽京先生事略》评价曰："门人后辈，下至仆隶，苟具一善，称之不容口。"陆圻与三弟陆堦、二弟陆培均以文学、志行见重于时，号称"三陆"。陆圻在明代及清代都为贡生，在文学上造诣极高，曾与陈子龙、丁澎、柴绍炳、孙治等结登楼社，吟诗唱和，世称"西泠十子"，人称其文为西陵体。著有《诗经吴学》《威凤堂集》《西泠新语》《诗集》《洛神赋辨注》《陆生口谱》《新妇谱》《从同集》《诗经易学》《诗论》《春秋九篇》等。

陆圻十分孝顺，对生病的母亲关心侍候周到，故也研习医学，精通医术，著有《医林口谱》四卷、《医林新论》二卷，另有《伤寒捷书》《距契堂诊籍》《灵兰墨守》《本草丹台录》《冥极录》《医论》《医案》等，未见刊行。明亡后，陆圻于顺治二年（1645）徙业为医，提囊三吴间，治病奇效，多所全活。李中梓在《医林新论·序》中评价他的医术："盖殷中军之妙解经方，羊敬元之善疗危困，偶一为之而适造于神奇也。"当时在海宁有个商业繁荣的市集叫"长安市"，陆圻曾在"甲申后，卖药海宁之长安市"，因医术高明，求治者甚多，以致出现"户外履无算"的壮观场面。不知道是由于他身上清高的文人气质，还是求诊者过多忙不过来，他只给经由亲朋好友介绍的求治者看病。

陆圻曾因受庄廷鑨"明史案"的株连，差点丢了性命。庄廷鑨为浙江湖州乌程南浔镇富户，系一双目失明的瞽者。他欲效左丘明而产生私撰明史的意愿，遂以高价买得明朝天启大学士朱国祯的明史遗稿，于顺治十一年（1654）腊月，延揽江南一带有志于纂修明史的才子茅元铭、吴之铭、吴之镕等十余人，对全书加以修改、润色、删补，编成《明史辑略》一书。书成，由庄廷鑨的岳父朱佑明出资刻印，流传于世。从其书中可检索出数十条有碍当朝的犯禁"悖逆文字"，故为人告讦。康熙二年（1663）五月，庄廷鑨私撰明史案经审判终结，将庄、朱两家和参与该书编撰人、作序者及其父兄弟子侄年十五岁以上者，暨凡校阅者及刻书、卖书、藏书者计七十人斩决，其中有十八人被凌迟处死。受此"明史案"牵连者达千余人。陆圻并未参与纂修《明史辑略》，庄廷钺因其名高，把他名字列在卷首。陆圻事先并不知情，枉受株连，械系刑部，几濒于死。经如实陈述及多方营救，才得脱干系。

陆圻在被押解赴京途中，路经镇江金山寺附近时，遥听山寺暮鼓之声，曾发誓："此去帝京倘能活着回来，一定削发为僧，遁入佛门。如有食言，则有如这江水之逝！"后在狱中日益萌出世之图，事白后叹曰："今幸得不死，奈何不以余生学道耶？"遂于清康熙年间（约1669年）弃家远游，先曾隐居岭南丹霞山，辟丹崖精舍，法名德龙。后又依梦境所示，"易道士衣往访"楚地"大和山"，竟不知所终。

二、《医林口谱六治秘书》学术特色简介

《医林口谱六治秘书》系清代名医周笙在陆圻《医林口谱》的基础上编撰而成。周笙认为，《医林口谱》虽是"阐前贤之心法，示后学以一隅，学医者必读之书"，但"立论精要而六治未晰""大略而章法未能次序"。对初学者来说，"恐昧者愈增其昧"，临症之时，"未免疑信相参""不免有成方鲜效之诮"。于是他在该书基础上，参考《内经》、仲景学说，广征博采后世王肯堂、薛立斋、喻嘉言等诸家著述，并结合自己及业师如吴江赵稽生、嘉兴陈日章、兰溪祝子坚、无锡薛既扬等的经验，历数十年才编撰成《医林口谱六治秘书》。本书"可使初学览之，而知表里之升降、虚实之补泻、寒热之温凉，临症了然，心手相

应"。诚如陈恂在本书序言中所作评价："今观《口谱六治》，阴阳分而寒热正也；品味校而补泻辨也；次第序而表里明也；炮炼得而调制审也。因门别类，随症列方，丽京之意赖以不坠，而业医者得此，如得指南矣。"现将本书主要学术特色简介如下：

1. 理宗各家，论之有据

周氏认为陆圻所著《医林口谱》内容过于"大略"，对初学者而言，"不免有成方鲜效之诮"。故在《医林口谱六治秘书》中，"于先哲著述中辨论六法，无不采择……细细参补如喻嘉言、柯韵伯名医方论，补入薛和钦《伤寒论》、王肯堂《胤产全书》"。这样既补充了陆氏原书之不备，又避免了理论的空洞浅薄，做到理有所归，论有所据，使后学者易于学习领会。如论述痰饮，先引用仲景之说，阐明何谓痰饮；再引仲醇所述，点明痰与饮的区别。至于痰饮的病机，则分别引用庞安常和朱丹溪所说，指出"治痰必先治气""痰之源出于肾，痰之动出于脾"。主张治痰先治气，必从脾肾调治痰饮，并引《证治准绳》"痰饮之生，皆由于脾气不足，不能致精于肺，而瘀以成焉者也"之说，强调"治痰先补脾，脾复健运之常，而痰自化矣"。接着，重点从表、里、虚、实、寒、热六个方面，引用《金匮》、朱丹溪及周氏自己的经验见解，详细论述了痰饮治法方药。文末，周氏还特意记录一段王珪对痰证复杂表现的描述，提醒后学"痰症古今未详，而有五饮之异，变端百出"。

对于复杂疾病的诊治，周氏更为重视名家之论，常不惜笔墨予以重点介绍，并按临床需要进行增删，使后学能直接汲取名家经验，提高诊治水平。如治水肿病，周氏先介绍《内经》和仲景对水肿病的认识，提出治疗总的原则"平治于权衡，去菀陈莝""治当权变，以平为愈"。接着重点摘录了喻嘉言《医门法律·水肿门》中大部分论述，其将水肿病分为风水、皮水、正水、石水、黄汗五类，分别介绍了具体的病机与五脏辨治原则。对于较难掌握的水肿病脉法，周氏认为"水病之要深于微渺"，其脉法为"愈推愈广之节目"，主张删繁就简，使后学易于入门。故他将嘉言之脉论，删短为文，以"浮沉迟数"为纲，分析水肿病的脉法要点，使后学读之一目了然，用之得心应手。

2. 证分六治，纲举目张

《医林口谱六治秘书》的最大特色，在于将疾病的证治按表、里、寒、热、虚、实加以归类，即周氏所谓"六治"。克服了陆氏原书"章法未能次序"的不足，起到纲举目张、执简驭繁之妙。以喘病为例，周氏先引朱丹溪、张庆之、初虞世诸家之说，对本病的证、因、脉、治进行了详细的叙述和分析。又对有关论述，分段予以精要地点评，特意指出其证其治属于表、里、寒、热、虚、实的何种类型。如"有遇寒即发，脉浮紧，先与三拗汤表之"文末，注一"表"字；"口干舌燥二陈汤加瓜蒌霜、苏子、枳实、黄芩降之，甚者玄明粉、滚痰丸下之。因气怒即发，脉沉，苏子降气汤主之"文末，注一"里"字；"老人痰火喘嗽，用石膏为末，姜汁、竹沥、童便、人乳、莱菔汁、蔗浆、梨汁，每汁拌石膏，晒干为末，每嗽时挑一匙咽下，阴虚火嗽亦妙"文末，注一"热"字；"中年人病后气促，痰喘，腿足冷肿，腰痛，面目浮肿，太阴作痛，悉为命门火衰，若作痰治则殆矣，八味丸主之，中白丸更妙"文末，注明"虚寒"二字；"喘急自汗兼腹痛，脉弦滑而实者，下之，礞石滚痰丸为稳"文末，注一"实"字。如此"表里寒热虚实"贯穿于全书，旨在为临床辨证用药指明纲要，令人耳目一新。

除了疾病的证治，治疗的方剂也一脉相承，按"六治"加以归类分析，是本书的另一个特点。以中风病所附选方为例，古今论治之方药，不可不谓纷繁复杂，令人有雾里看花之感。周氏亦以"表里寒热虚实"统领之，可谓以不变应万变之策。如中风表症，选用桂枝汤、胃风汤、豨莶丸、加减小续命汤、乌药顺气散调治，文末注明"以上皆表剂"；由表入里，凉膈散和三化汤主之，点明"以上皆里药"；对于中风病虚症，则选用升阳补气汤、加味六君子汤、资寿解语汤治疗，文末注明"以上皆补剂"；实证，则在"有痰证"项下选入涤痰汤、瓜蒂散、稀涎散等祛痰方剂；下元虚寒所致中风，黑锡丹、三因白散子主之，文末注明"以上皆热方"；积痰热所致中风，竹沥汤、千金地黄汤主之，文末注明"以上数方为热而选"。

3. 秘方草药，广加收集

《医林口谱六治秘书》中，每一病症文后，继附历代名方和秘方，洵为琳琅满目。如喘病文后，附有参苏温肺汤、调中益气汤、紫金丹、大承气汤、二陈汤、滚痰丸、三拗汤、苏子降气汤、八味丸、秘制中白丸、七气汤、千缗汤、导痰汤、清金丹、定喘奇方、哮喘秘方和单方等。对于重要的方剂，文中还穿插各家典型验案，足资借鉴。如介绍苏子降气汤，眉批一妇人喘病案。其症"身热面赤足冷，吐而饮食不能进，用诸呕吐药，愈服愈吐，而细切其脉，两寸洪而有力，尺关脉中取无力，沉取亦然"。断为上盛下虚之候，"苏子降气汤一服而愈"。尤为可贵的是，书中对于秘方还附有详细的制作方法及用法，可谓全面周到。如介绍秘制中白丸，药材方面，要求硫黄黑者不用，先用十全大补汤药蒸，白碱带黄色者不可用；制法方面，药物除隔汤煮外，关键在于反复三次醋与玫瑰露制；用法方面，需糯米糊丸或以末与玫瑰露同服；文末，还附有硫黄解毒法，即以鸡子生入热滚水，吞吸其黄。

除了历代名方和秘方，书中还收集了大量流传于民间的草药便方，以供后学参考。如生羊血内服治产后瘀血攻心烦躁，墙上屋茅柴煎汤洗浴治鼓胀，田螺藏冰片纳入肛中治痔疮，母乳滴鼻治疗衄血，急灸期门治疗产后呃逆，治疗水鼓的吸气仙方，包含有西瓜藤、豨莶草、活血草、马兰草、冬青叶等多种草药以增强疗效等等。其中有些便方草药至今仍有临床实用价值。对于秘方草药的疗效，周氏多验之于临床。如用黑鱼内藏朴硝治疗水肿，注明"此方妇人甚验"；萱草根治衄血久久不愈者，举临床案例"嘉兴沈则善患此症，服之永不再发"说明疗效。对于临床疗效不佳者，亦如实说明。如煮食赤小豆治疗外痔，提醒读者"试过寡效"，反映了周氏严谨的治学态度。

4. 师传己见，画龙点睛

周氏不但研读名家经典，亦非常重视师传经验，曾拜多位当时名医为师。他在《医林口谱六治秘书·自序》中云："请益如吴江赵稽生、嘉兴陈日章、兰溪祝子坚、无锡薛既扬四先生，颇得其禁方修合之要，历今数十年续成《六治》一篇。"如与嘉兴本地的陈日章先生"虽风雨晦明，黄昏达旦，讲集医中之奥，经年累月，未尝有间"。本书开篇气论，即引日章先生"天下之病，气郁为多，如富贵贫贱，其气郁二字所不免"，点明气病之广泛性。又如祝子坚先生治疟，除寻常用药外，以一味黄荆子为奇。周氏根据《素问》所言"劳汗当风，及得之以浴，水气舍于皮肤之中而为疟"，推断祛风除湿为黄荆子治疟的关键。此外，薛既扬先生治想思劳，以"早入洞房，并作一人"的心理疗法，堪称"新语奇文"。这些宝贵的师传经验融入书中，无疑为本书画龙点睛。

周氏对于名家之论，并不是人云亦云，浅尝辄止，而是根据自己的经验加以思考分析，提出自己的观点。如他在论述治疗中风病的愈风汤时提到："喻嘉言讥此方之甚也。"后学往往"罔解其意"。周氏认为，此并不是喻嘉言的本意，喻氏担心后人将此方作为"愈风之圣药"，不加分析地使用，故"不得已言之"。指明此方只要辅以四时之法，中病即已，补益中气之法善后，则"必有功于世"，使后学有茅塞顿开之感。又如论述侯氏黑散，喻嘉言认为："中风症，仲景之方首推，侯氏黑散为主方。"周氏则将中风病与伤寒传经相比较，认为中风病情变化复杂，往往脏腑经络之症并存，非比伤寒传经尽则愈。他结合自己的经验指出："分为六治，其症稍愈之后，侯氏黑散可作善后调理之药。"而嘉言欲将此方"冠诸群方之首，则未尽善也，以其内有明矾，兜涩之过耳"。可谓深入浅出，用心良苦。

综上所述，《医林口谱六治秘书》是一部具有鲜明特色的孤本医籍。全书体例上以"六治"为纲，理、法、方、药层次分明，内容上博采众长而有所创见，具有较高的学术价值和实用意义。

三、《医林口谱六治秘书》药物及剂量隐语破译

周笙在自序中说："禁方数道，则尊业师遗训，恐传匪类，隐而未露，在君子会心而已。"其"隐而未露"的基本方式是隐语，《医林口谱六治秘书》中某些秘方验方

的药物及剂量用隐语替代。笔者统计，药名隐语有东主皮、山木、夲木、由车、五月、火香叶、全禾、方八、暗飞及暗飞盏、黄金、走珠、厷王、旦生、朱少、中孚粉、曷虫、斗豆、大叔、木禾、易中，共有二十味药物，相关方剂九首；剂量隐语有苏、睡、紫、气、满、藿、圃、香、风、来、轻、重、山、细，共十四字，相关方剂八十四首。这些隐语成为阅读本书的障碍，为正确理解和运用方剂，必须破译这些隐语。

（一）破译药名隐语

1. 原药名减笔

"由车"是黄连的隐语，基本方法是原药名减笔，见于气门附方家秘理金散及滞下门附方止痢一粒金丹。止痢一粒金丹原方出自《本草纲目·阿芙蓉》所引验方，原方无方名，其组成药物为阿芙蓉、木香、黄连、白术，而本书为哈芙蓉、木香、由车、白术，由此确定由车即是黄连减笔所得。以此类推，气门附方家秘理金散组成药物中，"东主皮"是陈青皮、"夲木"是蓬术；中风门附方家秘梅花独点组成药物中，"旦生"是胆星、"朱少"是朱砂、"中孚粉"是钟乳粉；泄泻门七仙丸组成药物中，"曷虫"是蝎虫、"斗豆"是料豆、"大叔"是大椒、"木禾"是木香，或可以成立。

2. 原药名谐音

气门附方家秘理金散组成药物中，"五月"是吴萸，

"火香叶"是藿香叶；咳嗽门附方家秘三苏汤组成药物中，"黄金"是黄芩；中风门附方秘方牛黄琥珀丸组成药物中，"走珠"是珍珠；泄泻门附方七仙丸组成药物中，"易中"是益智。还有原药名减笔和谐音结合，如气门附方家秘理金散组成药物中，"山木"是三棱；中风门附方家秘梅花独点组成药物中，"厷王"是雄黄。

　　3. 原药名音形变化结合药物本身推断

　　"全禾"是蟾酥：全禾见于气门附方痧气灵丹。"全"乃"蟾"之谐音，"禾"为"酥"减笔所得。本方眉批："指航云：痧气，今之燥气也。按刺毛虫感秋燥之气以生，刺人皮毛，其痛应心，以蟾酥水抹立愈，故蟾酥善食其毒。"蟾酥具有开窍醒神、避秽止痛功效，可用于痧胀腹痛晕厥，故可确定全禾是蟾酥。

　　"方八"是巴豆：疟病门治疟疾验方中用方八二、人言三。"八"与"巴"同音，而"方"似指方中之用。人言即砒霜，为剧毒药物，用量极少。方八与其以 2:3 同用，可见剂量很小，提示可能为某种剧毒药。而痛风门秘活络丹中用土方八，其炮制方法指明"去油"，去油入药且有剧毒者，非巴豆莫属，故方八是巴豆。运用方八的有若干方，再一一以巴豆取代方八，都能成立，并无不合医理之处，所以可以确定方八即是巴豆。

　　"暗飞"及"暗飞盏"是阿魏：暗飞见于咳嗽门所附西域方两首，主治一切痰嗽及不足劳瘵、翻胃等症。暗飞盉见于咳嗽门治久嗽方论。此药用法多为丸剂，剂量很小。阿魏为波斯语 angnyan 的汉译，暗飞及暗飞盉与之音近；阿魏原产于波斯和乌浒河、阿刺海和里海东岸诸地及我国新疆地区，即古代西域，与"西域方"相吻合；阿魏有消积化痰，散痞杀虫功效，其用法用量与上述方剂相近。综上，可以确定暗飞及暗飞盉为阿魏。

除对药物本身进行推断之外，其他破译方法有一定逻辑缺陷，部分只是孤证，所以结论有一定或然性，只能是一种猜测，还有待进一步验证。

（二）破译剂量隐语

1. 寻找方剂原始出处

胁痛门"补肝散"二，方剂为：山茱肉、当归、五味子、山药、黄芪、川芎、木瓜各满钱，熟地黄、白术各苏钱，独活、酸枣仁各气钱，其主治、药物组成及其顺序、炮制方法等，与《证治准绳·类方》卷四引滑氏方完全相同，《证论准绳》剂量为：山茱萸肉、当归、五味子、山药、黄芪、川芎、木瓜各半两，熟地黄、白术各一钱，独活、酸枣仁各四钱，由此可推断"满"为五，"苏"为一，"气"为四。

中恶门秘紫金锭，方剂为：大戟苏两满，朱砂一两，续随子、草紫河车各一两，五倍子畦两，雄黄一两，山慈菇二两，麝香紫轻，山豆根一两。较《外科正宗》卷二原方山慈菇、五倍子各二两，千金子一两，大戟一两半，麝

香三钱，增草河车、紫河车、山豆根三味。由此可验证
"苏"为一，"满"为五或半，推断"畦"为二，"紫"为
三，"轻"为钱。

喘病门定喘奇方，方剂为：麻黄、桑皮、杏仁、苏
子、甘草、陈白果畦来枚、款冬、黄芩、半夏。即《摄生
众妙方》卷六定喘汤，药物组成相同，白果二十个，由此
可验证"畦"为二，推断"来"为十。

喘病门滚痰丸，即《丹溪心法附余》引王隐君同名方
加蓬术、牙皂、甘草三味。原方大黄、黄芩各八两，礞石
一两，沉香半两，而本书为沉香满钱，余药剂量相同，故
可验证"满"为五。

心痛门附方"心痛除根方"三，狼毒香轻，吴茱萸、
巴豆、干姜、人参各苏两，附子紫两。与《金匮要略》卷
上九痛丸大体相似：附子、狼牙各三两，巴豆、人参、干
姜、吴茱萸各一两，可以验证"苏"为一，推断"紫"
为三。

颠狂痫门牛黄丸，胆星、全蝎、蝉蜕各畦轻满，牛黄
钱半，白附子、僵蚕、防风、天麻各钱半，麝香五分，与
《婴童百问》卷二同名方的药物组成相同，牛黄、胆南星、
全蝎、蝉蜕各二钱半，防风、白附子、天麻、僵蚕各一钱
半，麝香半钱。由此可验证"轻"为钱，"畦"为二，
"满"为半。

综上所述，由补肝散、九痛丸、滚痰丸、定喘汤、紫

金锭、牛黄丸原方剂量，可分别推断结果：苏＝1、畦＝2、紫＝3、气＝4、满＝5或0.5、来＝10，轻＝钱，且除气＝4之外，其余各隐语都得到二首以上方剂的证实。

2. 推断结论验证

把以上推断数据填于所有隐语方剂，用药剂量合理，并未发现有悖医理或用药习惯者，所以，以上推断是可靠的，经得起检验的，由此作进一步的推断也是可行的。

3. 破译数量词隐语

藿、圃、香、风、重、山、细七字，无法寻找原始方剂进行比较验证，只能另辟路径进行破译。

民间常有以两句五言诗来做数字一至十的隐语。"苏畦紫气满"为"一二三四五"已是明确，作为诗句也有一定诗意，余下五字，"来"等于"十"已经明确，"藿、圃、香、风、重、细"中有四字是数字"六、七、八、九"也无疑。如果排列为"藿圃香风来"，"藿圃"对"苏畦"，"香风"对"紫气"，"来"对"满"，词性、词义都符合对仗规则，且上句"平平仄仄仄"，下句"仄仄平平平"，也相对应，符合诗句对仗规则。所以，推断"藿"＝6、"圃"＝7、"香"＝8、"风"＝9应当成立。

将"六、七、八、九"取代隐语方剂的"藿、圃、香、风"，同样用药剂量合理，并未发现有悖医理或用药习惯者，所以以上推断是可靠的。

轻重相对，"轻"是"钱"，则"重"等于"两"则完全可以理解。本书仅出现一处，中恶门御制大麻风秘方用"大胡麻、小胡麻炒，各来藿重"，即各十六两，胡麻本是食物，对照其余各药四两的用量，各用一斤并无不妥。本书中"两"还常常用"山"替代。"两"异体字为"両"，取其局部，则为"山"。"山"自然是重的，因而"两"又转换成"重"。

"细"在本书亦仅一见，喘病门牛黄起死丹用"老暗熊胆苏细"，相对应的是"牛黄紫分""麝香三厘""巴霜半分"，其余药物均以"分"为单位，所以熊胆剂量以"一分"为合理。

至此，全部数量词隐语都得到破译。在没有更直接、明确的证据情况下，本书采用以上破译结果。

方名索引

总 书 目

本　草